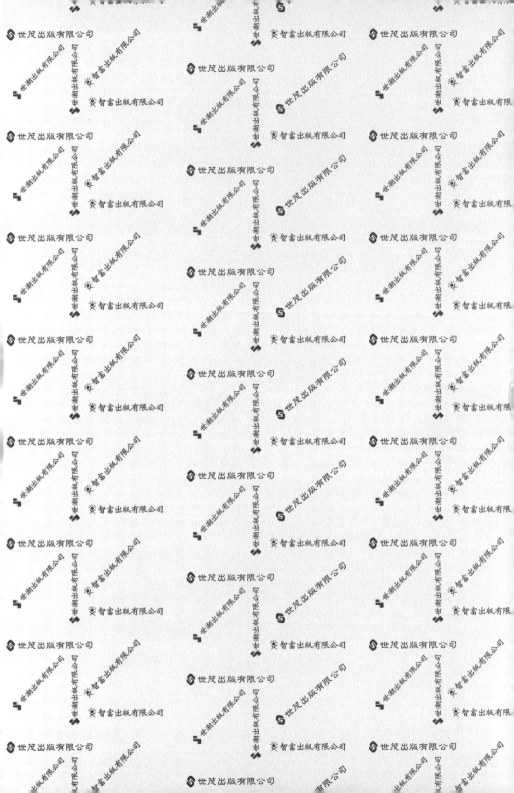

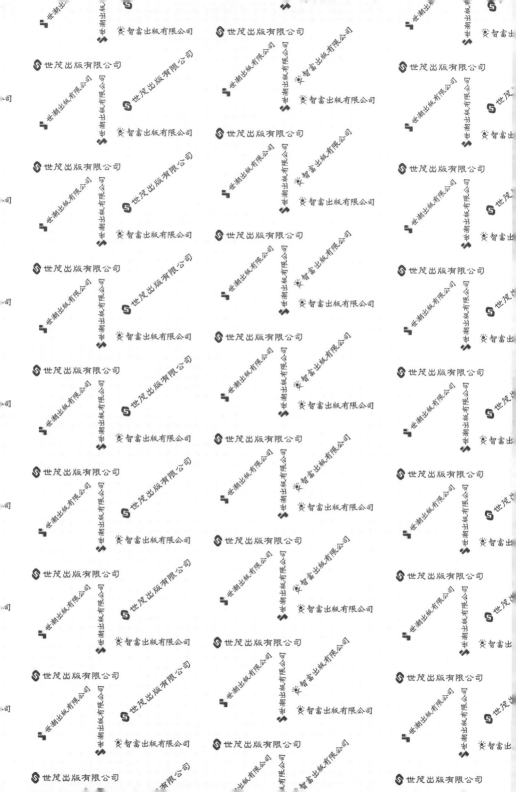

營養與健康⑩

國際中文版獨家授權

孕婦與嬰兒營養聖典

享譽國際營養學先驅 安德爾・戴維絲／著

王明華／譯

世潮出版有限公司

本書原書名為《營養與寶寶健康》
易名為《孕婦與嬰兒營養聖典》修訂出版。

出版序

財富、地位、健康，是每一個人都希望擁有的。然而許多人卻將一生大部分時間與精力用在追求財富和地位，忽略了健康。一旦失去了健康，即使擁有龐大的財富與最高的地位，也變得毫無價值，真是非常的不智。

我們的健康並非靠醫師和藥物來維護，而是靠食物的營養。為了維持身體健康，我們需要不斷從食物中獲得各種營養素。良好的健康絕非偶然，有賴於每一餐、每一天、年復一年持續不斷攝取適當與均衡的營養。

營養與健康的關係極為密切，營養學是一門新興的學科。近代營養學是在生理學與生物化學的基礎上逐漸形成，為一門綜合性的學科，包含的範圍極為廣泛。有關營養的基本知識，是每一個現代人所應具備的常識。從個人來說，適當的營養，可使身體健康，家庭幸福；從大處而論，國民健康是國家重要的資源，與家庭幸福、繁榮休戚相關。

隨著經濟繁榮，國民所得逐年提高，近年來，國人對於食物的獲取，非僅不虞匱乏，更要擔心營養過量。然不可諱言，大多數人對於營養有關的知識，不是一無所知便是一知半解。我們是世界上最講究吃的民族，自古到今，流傳著許多珍餚補品，但這些傳統古老的食物，是否真對健康有益，尚有待科學的分析與研究。

從現代營養學的觀點來說，每天必須均衡適當的攝取各種營養素的質與量，才能維護健康、預防疾病及保持充沛的精力。人體需要的營養素達四十種之多，醣類、蛋白質、脂質、維生素、礦物質及水，都是維持健康所需的營養素，但必須均衡適當地攝取，過與不及對健康都是有害無益。因此，正確的營養知識極為重要，為了保持身體健康，每天的飲食，不僅要吃得飽，還要吃得好，同時更要從科學的觀點講求合理的營養。

美國最知名的營養學專家安德爾・戴維絲（Adelle Davis）女士是一位營養學領域的拓荒者，她堅信營養良好的飲食是健康精力的關鍵。她貢獻智慧與熱忱，提供現代營養學各種最新的知識與觀念，致力喚起社會大眾重視飲食的營養，以促進良好的健康，免於疾病的痛苦。戴維絲女士的著作有《吃的營養科學觀》《營養與保健》《食療與保健》及《孕婦與嬰兒營養聖典》等，都是美國最暢銷的書籍，世界各國均有翻譯本，是公認對人類健康最有益的好書。

她以生動流暢的筆調，簡明扼要地介紹有關營養的知識，從她的書中，讀者不僅能瞭解到什麼是營養、食物中所含營養養的質與量，也能清晰瞭解人身體如何攝取、消化、吸收和利用食物中的營養，以維持生命活動的完整過程。每一本書的內容，不僅適合於一般讀者，即使是專業的醫師及醫護人員，也能從中獲得極為有益的知識。

雖然戴維絲女士的某些建議及對各種維生素神奇的療效，從專業的醫學方面而言，尚有探討或修正的必要，但是，她促進人類營養與健康的貢獻，仍然受到肯定。

在這一系列叢書中，除了提供各種營養與健康的知識，同時還有許多卓越的見解，值得我們深思與警惕。例如她指出：由於大量濫用化學肥料、殺蟲劑及除草劑，使農地土壤日漸貧瘠，食物因而缺少應有的營養素；食品工業的精細加工及任意加入添加劑；各種毫無營養價值的垃圾食物充斥市場，不僅使食品的營養大量流失，對戕害兒童的健康尤為嚴重。同時，她更大聲疾呼、指責食品及製藥業者誇大不實的宣傳廣告，欺騙消費者。她呼籲人們應具備營養的基本知識，購買食物及藥品時，應仔細閱讀其標示與說明，確實瞭解所含的成分，選擇有營養價值並適合自己健康所需的食物。

最有意義的一個建議是，她呼籲全體人民與政府應共同建立飲食營養與健康的共識。因為飲食營養良好可以增進身體健康，減少醫療費用的支出，促進家庭生活的幸福，而國民健康是國家重要的資源。值此全民健康保險已實施之際，政府每年以龐大的預算支付醫療費用時，應考慮如何加強民眾有關飲食營養與健康的教育，增加飲食營養的知識。

我們秉尊為讀者出版好書的原則，特將戴維絲女士所著營養與健康系列叢書取得美國Signet Book授權中文翻譯出版。我們以極嚴謹的態度，完整譯出內容，並敦請營養學界權威謝明哲博士（臺北醫學院教授兼保健營養學系主任及中華民國營養學會理事長）審訂，同時以專業的編輯，將其區分為適當的章節與標題，成為生動而具可讀性的精鍊著作。希望本叢書的出版，能帶給讀者更豐富的營養知識，增進身體健康，享受快樂人生。

世潮出版有限公司謹識

新版序

人們已經覺悟到，改善健康是預防疾病的唯一途徑。嬰幼兒時期的健康，對人的一生有深遠的影響。早日察覺營養方面的問題，及時改善並作適度的追蹤，才能有效預防疾病的發生。

美國公共衛生局助理醫務長　愛德華．馬丁醫師
（Edward D. Martin, M.D.）

三十年來，安德爾‧戴維絲的名字一直與營養密不可分。她激勵人心、發人深省的言詞，不斷吸引讀者及演講會聽眾的注意力。她痛心疾首於人們忽略營養而使健康受損，並大聲呼籲人們以良好的營養改善健康。

她是營養界貢獻卓著的先鋒，在營養未獲得重視時，就力排眾議，不斷大聲疾呼，希望人們能善用營養的知識。有志者事竟成，無數的讀者讀了她的《吃的營養科學觀》《食療與保健》《營養與保健》及《孕婦與嬰兒營養聖典》之後，均肯定她的努力，並身體力行，以營養改善健康，這也是她最大的目標。

《孕婦與嬰兒營養聖典》讓我們認識基本的營養與兒童的健康，及維持正常身體功能所需的各種營養。

本書重新再版時，參考了許多最新營養方面的研究報告，修訂之後，使本書的內容更豐富也更完善。

安德爾・戴維絲不斷努力讓大眾瞭解營養的最新知識，目的是幫助人們養育出「優秀、健康、漂亮的孩子」。

由各種動物實驗的結果獲得許多科學新知，為人類帶來極大的利益。安德爾・戴維絲也採用許多優秀的實驗作為例證。她致力於推廣營養，但是她缺乏醫師的臨床經驗，對各種人類疾病的認識也稍嫌不足，因此對於許多醫學研究的解釋也略為主觀與頗偏。

本書的重點是為強調營養的重要性，敦促醫學界注意此一受到忽略的問題，並促進一般大眾的營養知識，使父母們瞭解自己對子女營養的責任，引導父母及孩子們獲致健康。

本書最早於一九五一年初版時，人們並不重視營養對於維護健康與預防疾病的重要性，醫學界也並不注意，因此在醫學院的課程中僅是聊備一格。現在的醫學界已經普遍重視熱量、脂肪、碳水化合物、蛋白質、維生素及礦物質等營養對於人體的作用，並進而探討營養與身心健康的關聯。

現在有愈來愈多醫師將營養治療列入醫療項目，有關的書籍紛紛出版，醫學院也將臨床營養列入課程。

我們有全世界最先進的食品加工技術，但是品質及道德並未相對提昇。各種加工、精製的食物使人們難以獲得良好的營養，這是現代人的一大隱憂。在這個富足的國家，仍然有許多人缺乏各種營養，嚴重營養不良；而營養過剩也是導致各種異常的原因之一。殺蟲劑、除草劑、空氣、食物及飲水中的有害物質，也使人們的健康大受威脅。安德爾・戴維絲關心這些問題，她更強調孕婦、胎兒及各種年齡的兒童對於營養的需要。

每一個為人父母者最重要的責任，是讓孩子的人生有最好的開始。父母親以身作則，養成良好的營養與飲食習慣，孩子也會自行選擇有益健康的適當食物。

作者為本書所作貢獻值得肯定。但科學的知識日新月異，書中有些部分仍有未盡之處，有待將來營養界、生化界及醫學界的共同研究與努力。

最後，我要向各位讀者強調，所有關於子女的營養或醫療的重要決定，千萬不要擅作主張，務必請教注重營養的醫師，為您作最適當的處方。

美國楓港大學營養系教授　馬歇爾・曼德爾（Marshall Mandell）

目錄

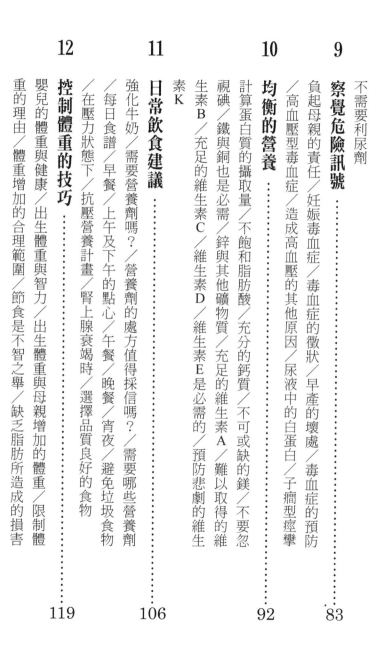

1 養育健康快樂的孩子

致力於維護健康的人日益增多，卻變得愈不健康，這實在是令人費解。人們努力作各種研究，對於研究的結果卻不願意身體力行。絕大多數的美國人，都有能力隨心所欲地選擇好的食物，但是百分之六十的熱量來源卻是高度精製、保存方式及添加物都值得商確的食物。

對於這些情形我們只能不置可否，那是別人的事。當然，人們有權利決定讓自己健康或生病。但是，人們也有權利決定孩子是否健康嗎？

有太多的兒童被無謂地犧牲了，他們的父母在孩子們需要良好營養和健康快樂地成長時，卻沒給孩子足夠的營養。

最近我們看到有許多機能亢進的孩子，他們坐立不安、吵鬧、哭泣、打架、亂發脾氣、注意力不集中。根據估計，全美國有兩百萬名學童，必須依賴藥物才能好好上課及遵守紀律。而所謂「無害」的藥物，卻可能損壞肝臟，破壞某些重要的營養素。

教導青少年在不舒服時服用藥物，可能會使他們耽溺其中無法自拔，並造成藥物濫用。

紐約貧民窟的一位教師及南加州某私立學校校長都異口同聲地說，很多孩子不吃早餐就上學，使血糖偏低，嚴重影響大腦的功能。他們吃了太多麵包、糖果、洋芋片及汽水飲料，而且經常睡眠不足、容易感染及過敏。很多孩子的父母因為緊張忙碌或慢性疾病而依賴鎮靜劑。這些孩子們已經是營養不良的第二代，是否還會有第三代、第四代？

有關營養的研究實驗發現，飲食中缺乏某些營養素，使神經系統無法發揮正常功能，會使動物發生機能亢進。如果人們瞭解那些機能亢進的孩子們，也是營養不良的犧牲者，便能以適當的食物取代藥物，鬆弛他們緊張的情緒，使能量的產生與儲存恢復正常、思想更敏銳。讓孩子們吃更多高蛋白質的食物，不吃任何精製食物，有助維持血糖正常。

機能亢進只是許多情況之一。以前罕見的先天性異常，現在卻可能發生在所有人周遭。科學家們發現，許多營養都與腦力發展有關。教育當局說兒童智商逐漸降低，患貧血人數驚人；以牛奶哺育的兒童中百分之六十有過敏現象；兒童發生感染的情形激增，關節炎、中風、甚至心臟病，都開始折磨他們，藥商因而創造奇蹟似的財富。事實上，只要給予適當的營養，大多數的疾病都可以預防。

我們對於健康的誇耀並不踏實。一九七五年，美國健康教育福利部發表一項調查結果，九十四萬五千名孕婦營養不良的程度足以危害胎兒。每年有數千名嬰兒死於毒血症，母親也無法倖免。我們的嬰兒死亡高於其他醫療先進國家，排名是第十七。自一九五〇年迄今，嬰兒的死亡率已經增加三倍，由十萬個新生兒中有六個死亡，增加為十七個。

在美國，不當營養所造成的傷害超乎人們想像，不但衍生許多社會問題，更造成無數悲劇。每年出現許多充斥市場的垃圾食物，人們吃掉更多精製的食品，飲食的品質急速惡化。如果情況不改善，將來還會發生更多的疾病和痛苦，連嬰幼兒也無法倖免。

現在有許多嬰兒吃脫脂奶粉，其中加入有高度飽和的椰子油。廉價的脫脂奶粉和椰子油為廠商賺取鉅額的財富，既獲得小兒科醫師的推薦，母親們沖泡也非常方便，但是嬰兒的健康卻令人擔憂。

新聞媒體報導，加州杉磯醫學院心臟專家摩頓・皮耶斯（Dr. Morton Peace）及塞莫・達頓博士（Dr. Seymour Dayton）主持了一項長達八年的研究。在他們的指導下，八百四十六名受測者中，一半吃固體脂肪及植物油，分量相當於典型的美式飲食；另外一半則吃更多植物油，即不飽和脂肪。結果發現，吃植物油的受測者心臟病發作死亡的情形較少，但是罹患癌症死亡的情形增加了。

癌症已經是幼兒死亡的主要原因之一。嬰兒奶粉中添加植物油，將增加嬰兒罹患癌症的機會，但是短期內並不明顯。許多實驗顯示，高度飽和的脂肪如椰子油，會增加動物因心臟疾病死亡的機率。

到目前為止，醫學院並沒有將營養學列入必修的課程。賓州大學醫學院小兒科名譽教授保羅・格魯吉博士（Dr. Paul Gyorgy）指出，醫學院只在心理、生化、臨床醫學等課程中，穿插一些簡略的營養知識，科學基礎非常薄弱。許多醫師也認為，醫學院應該教授營養的課程，目前的營養課程沒有組織、散亂並且不合時宜。

哈佛公共健康學校哈吉斯特博士（Dr. D. M. Hegsted）強調，如果醫師都受過良好的營養訓練，就能預防許多疾病，或是有更好的治療方式。哈吉斯特博士也指出，指導病患營養的工作相當耗時，應該由受過臨床營養訓練的專家予以分擔，而不要完全依賴醫師。

我曾經與醫師們共事多年，他們都很正直、奉獻自己，非常值得尊敬。雖然我對他們建議的飲食不以為然，但那是因為他們所受訓練誤導的觀念。

本書的參考資料是許多醫師團體（大多是醫學院教授）在醫學刊物所發表的各項營養研究報告。我花了兩年時間蒐集本書的材料，每天用八個小時到醫療圖書館摘錄有關的資料，仔細整理編錄以便運用。忙碌的醫師們沒有時間閱讀醫學刊物，無法迎頭趕上濾過性微生物、藥物研究、手術技術及各種進步的醫學新知。

我的意見並不能取代醫師的診斷，如果醫師不同意我的某些看法，讀者們仍然應該遵照醫師的指示，因為醫師才是最瞭解你情況的專家，但是你可以利用我的意見和醫師互相討論。本書的目的並非教導讀者違背醫師的指示，或是完全不需要看醫師。如果你能找到注重營養的醫師，那是你的幸運。

一般的研究通常只針對某種營養。事實上，包括我們所吃的食物，以及身體的各種機能都與營養有關。人體無法自行製造，或製造數量不足的所需營養約有五十種。其中有八種胺基酸來自食物中的蛋白質，另外還有十五種維生素、十六種身體不可或缺的礦物質、水分、氧氣及熱量（卡路里）。身體的細胞及組織都必須獲得充足的營養。

由於篇幅有限，無法詳細說明維護身體健康所必需的各種營養素。請讀者參閱《吃的營養科學觀》以充分瞭解本書中的各項專有名詞、更能融會貫通本書內容。

人們對於營養的知識愈豐富，就能使自已愈健康。這對孕婦及成長中的兒童亦然。因此，本書中所提供的訊息適合於每一個人。我很高興有一位十二歲的女孩讀了本書，雖然她距離生兒育女的年齡還有一段時間，但她對營養已經有了完整的概念。另外有一位單身漢告訴我，他幾乎記住書中的全部內容，並用來鼓勵周遭的人們注重營養。

兒童們很少能充分發揮遺傳的潛能。父母親的營養對於基因及染色體有非常大的影響，在受孕之前，父親或母親可能因為缺乏某種營養而造成子女終生的傷害，但是在出生時並未察覺。

受孕之前的營養不良，可能造成終身的遺憾。因此，我希望準父母們都能仔細看完本書，至少略為瀏覽。雖然本書主要是為準父母而寫，但也適合所有對營養有興趣、關心子女營養的父母們。

母親們有了充足的營養知識，許多與懷孕有關的問題均可迎刃而解，並進而教養出健康可愛、傑出的孩子；孩子們也會因為父母的知識而受惠，養成良好的營養習慣。他們都將成為明日的公民及領導者，未來國家的興衰，都掌握在他們手裡。

2 良好的飲食帶來豐富的報酬

即將擁有一個孩子是多麼大的喜悅啊！別人也許不覺得特別可愛，起初你也覺得如此，但是嬰兒每分每秒都在長大，變得愈來愈漂亮。從第一次擁抱孩子時的手足無措開始，你撫摸孩子的頭、握住小手，都會給你許多別人無法體會的喜悅！

你看到孩子嘟著小嘴，第一次喝奶時，嘴巴張得像小鳥一樣，急切地找尋乳頭。你喜歡孩子不斷發出的聲音，吃飽之後滿足的咿唔聲，獨享最初的笑容。把孩子抱在懷裡餵奶，可能是初為人母最大的快樂。

你想要做孩子的好母親，教養出健康活潑的孩子；你會陪著孩子玩遊戲而樂此不疲；你喜歡搖著孩子，唱催眠歌，說咿咿唔唔的嬰兒語。感謝上帝，以前的人認為那樣會寵壞孩子，事實上，這種安全感足以影響孩子一生的個性。

如果母親懷孕期間的健康情況良好、營養適當，孩子也會健康成長，不會有任何身體的殘疾。新生的寶寶好奇地抬起頭來看看陌生的世界，兩眼睜得又圓又亮，動作協調，兩隻小腳輕輕蹬著，甚至會爬到自己的床頭。嬰兒的皮膚乾淨柔嫩，吸吮的動作強而有力，毫不費力地就能找到乳頭。如果嬰兒的需要都獲得滿足，哭泣的次數就會出奇的少。這是營養充足的母親和健康嬰兒的理想情況。

不幸的是，事實經常不是如此。母親精疲力竭而營養不良，簡直痛恨這個使她痛苦不堪的小傢伙，對嬰兒的哭泣感到不耐煩。哺乳使她疼痛不已，乳頭可能已經裂開甚至流血，恐懼及憂慮大為打擊初為人母的信心。她可能不敢抱著孩子洗澡，孩子吐奶或是大便稍微異常，都使她憂心如焚，迫不及待地找醫師。

有些孩子出生時即營養不良，比不上健康的孩子。頭部左右搖晃，無法輕易抬起頭來；兩眼動作不協調，腳舉不起來，無法爬回小床；吸吮的動作非常微弱，幾乎無法使乳汁正常流出，甚至不願意吸吮乳頭，並經常不耐煩啼哭；健康狀況很差，甚至有許多先天性的殘疾。

婦女在懷孕前及懷孕期間所吃的食物，對孩子有絕對的影響。有許多針對孕婦及懷孕動物所作的研究證實了此一事實。多年前，有兩個團體進行了具代表性的研究，其中一項是哈佛大學公共健康學校的醫師，對波士頓醫院住院待產孕婦所進行的研究。從孕婦第一次求診開始（通常是懷孕的第四個月），仔細記錄她們的飲食資料，持續到生產為止。

在哈佛的研究中，兩百一十六名孕婦，依照飲食的內容分為五組：優、良好、普通、不良、極不良。多倫多的醫師們則將總數四百名的孕婦分為三組：不良、良好、改善，並提供經費補助無法負擔營養食物的孕婦：每天一顆雞蛋、一個橘子、一公升牛奶及天然維生素膠囊；每個星期可以獲得約半公升起司、幾罐蕃茄、一包小麥胚芽。社工人員定期訪問觀察，確定補助的食物沒有被其他家人吃掉。這些孕婦所吃的麵包或麥片，至少有半數須為全麥，並且使用加碘的食鹽。

母親的營養良好時，嬰兒就健康多了。在多倫多及哈佛的研究中，新生兒由對母親飲食內容不知情的小兒科醫師作檢查，研究懷孕期間的飲食與嬰兒健康情況的關係。哈佛的研究發現，飲食適當的孕婦，百分之八十七能產下健產或是非常健康的嬰兒；另外百分之十只有輕微的先天性疾病，如眼睛發炎或疝氣；其中僅有一名嬰兒發生先天性心臟異常。

相對的，飲食極度不良的母親們，所生的嬰兒有百分之九十五健康情形不佳，甚至非常惡劣，包括死產、出生後幾個小時或幾天內死亡（有一個在出生三天後死於支氣管炎）、精神遲鈍、兔唇、先天性心臟病及先天性白內障。

另一組飲食不良的母親們所生出的嬰兒，異常的情形包括腫瘤、彎腳、鬥雞眼及其他眼睛異常、鵝口瘡或嚴重的皮膚感染；其中有些嬰兒早產，只有一名嬰兒的健康情況非常好，另外一名健康情況尚可。

多倫多醫師們的研究結果也大同小異。母親的飲食不良時，有百分之三以上的嬰兒死產；母親的營養適當則沒有這種情形。營養不良的母親比營養充足的母親，早產的機率多四倍。

懷孕期間的營養充足時，生產也比較容易。多倫多的醫師們發現，營養不良的產婦經常難產，營養充足的產婦難產情形則比較少。營養愈不良的產婦，早產兒的胎數比足月生產多兩倍；即使是足月生產，嬰兒的體重也比正常的足月嬰兒輕。營養不良的產婦生產時常大量出血，子宮感染的機率也多三倍；乳房感染的機率多兩倍；乳房膿腫（乳腺炎）的機率多三倍。

哈佛的研究發現，懷孕期間營養不良的產婦，嬰兒雖然小很多，生產時卻更困難，併發症更嚴重。兩項研究中，初產婦生產的時間大致相同，但是對於曾經生產過的產婦而言，營養充足幾乎減少一半的生產時間。營養愈充足的產婦，出血的情形愈少，子宮收縮更強勁有力。營養不良的產婦復原較慢，併發症的機率多出三倍，主要有出血、子宮及尿道感染、靜脈炎、高血壓及發炎、感染、乳房膿腫等。

營養充足時的懷孕情況更正常。哈佛的研究發現，營養不良的孕婦與營養充足的孕婦比較，懷孕期間身體不適的人數高出六倍；嚴重貧血的人數高出兩倍；出現流產跡象的情形高出八倍，毒血症也高出兩倍。營養不良的孕婦有百分之六流產，而營養充足的孕婦則完全沒有流產的情形。

哈佛的研究顯示，營養充足的孕婦，只有三分之一有噁心或有流產的跡象。營養不良的產婦出現嚴重併發症的情形高達百分之五十八，幾乎有半數患毒血症；而營養充足的產婦則沒有人發生毒血症。

健康情況看似良好的孕婦，卻可能生出異常的嬰兒。哈佛的研究中有一項驚人的發現：許多營養不良的產婦，在懷孕期間的健康情形良好，但是生出的嬰兒健康情況卻非常不良。

由動物實驗中也證實這項事實。動物懷孕期間的飲食中缺乏維生素A、核黃素、葉酸、泛酸等，雖然看起來健康良好，卻可以從新生的小動物身上發現有不良的結果。

百分之四十五的孕婦在懷孕期間健康情形獲得改善，卻只有百分之五的嬰兒健康情況良好，與一般人的看法不同。哈佛的醫師指出：「婦女接受產前檢查時雖然正常，若營養不足也同樣會連累胎兒。」

懷孕期間營養充足的孕婦，有更好的機會哺育嬰兒。多倫多的醫師指出，懷孕期間營養充足的孕婦，能分泌更多的乳汁，授乳的時間也更長。在嬰兒六週大時，營養不良的產婦改用牛奶哺育嬰兒的人數多出三倍，因為缺乏食物補助，產婦營養極度不足，僅有少數能繼續授乳。

雖然哈佛的研究並未就飲食對授乳的影響提出報告，但有許多其他研究指出，母親能否成功授乳，在嬰兒出生之前即已決定。

若懷孕期間的營養充足，嬰兒就能更健康。多倫多的研究發現，營養不良的母親所生的嬰兒，在六個月大之前，經常感冒的人數多五倍、氣管炎多三倍、肺炎多四倍、貧血多三倍、無法正常發育的人數多六倍，嚴重痢疾及中耳炎的人數也較多。營養充足的母親所生的嬰兒，沒有人患佝僂症；營養不良的母親所生的嬰兒，不僅有嚴重的佝僂症，還因為鈣質吸收不良而導致痙攣，其中有三名嬰兒在六個月之前死亡。

哈佛的醫師發現，營養不良的孕婦所生的嬰兒更容易受到感染，這種情形在出生後第七到十二個月特別明顯。

世界各地有許多類似的研究都證實，孕婦的營養愈完善，生產愈順利，產婦及嬰兒也愈健康。孕婦通常在懷孕第四個月才去找婦產科醫師，此時才改善飲食雖然為時稍晚，仍然有所助益。

最近有一些研究結果推翻原有的觀念，並強調了某些婦產科醫師不太能接受的概念。例如，醫師們都認為某一項營養不足時，會先顧全胎兒，犧牲母體；事實卻是，母體為了保護自己的健康，會犧牲未出生的胎兒。如果孕婦過度控制體重，則所生下的嬰兒死產、早產、出生後很快死亡、癡呆、肢體殘缺、智障或腦性痳痺的機率將會大增。

在懷孕的最後幾個月，胎兒大腦的發育達到巔峰狀態，若母親的營養受到太多限制，則無法製造足夠的腦細胞。所以，智商的高低與懷孕期間增加的重量有關。而難產是因為營養不良，與嬰兒的大小關係並不大。

另外有一項為科學家所忽略的重要因素是，良好的營養影響母親的情緒及家庭生活。一位懷孕期間營養良好的年輕女士，在生產過後不久打電話給我。

「我覺得好極了。」她說。「生產非常順利，留在醫院真是度日如年。我好想立刻回家照顧我的孩子。」

我時常看到這位快樂的年輕母親、她的丈夫及漂亮的嬰兒。他們的家中似乎永遠和諧幸福，不會擔憂、抱怨或疲倦。

相反地，另外一位年輕的母親，她的收入可觀，但是飲食卻令人不敢恭維。她在懷孕期間非常不舒服，產後復原非常慢。她始終焦慮、沮喪、容易發怒，經常無緣無故地啜泣。新生嬰兒的腸絞痛已經拖了好幾個星期，即使讓他吃巴比妥鹽酸（安眠藥），仍然時常大哭不止。年輕的丈夫憂心如焚，加上睡眠不足，已經精疲力盡。他來找我大發牢騷，有那個孩子真是天大的錯誤，他痛恨那個哭鬧不停的傢伙，把妻子的身體弄壞了。他們的婚姻生活變得支離破碎，她再也不管他了，只注意孩子。

緊張、不耐煩、沮喪加上無法控制的哭泣，這些都是不注重營養的人咎由自取，尤其是缺乏維生素B。一般婦產科醫師並不注重營養，有些建議的飲食營養不足，甚至會導致產婦的疾病及嬰兒的異常。

有許多準媽媽們努力照顧孩子及自己的健康，有些卻隨心所欲地放任自己的飲食，絲毫不考慮後果。在懷孕期間有任何不適，或是孩子有任何殘疾，她們都歸咎於命運的安排。哈佛的研究報告可以簡單摘錄如下：「如果孕婦的營養不良，則孩子健康堪憂；孕婦的營養充足，則孩子的健康也會非常良好。」

聰明的準媽媽，在懷孕期間注意營養，即可孕育出值得你驕傲與欣慰的孩子。

3 懷孕前的準備

有很多年輕女性由丈夫陪同來找我，希望在懷孕之前能使自己的健康達到最佳狀況。她們常提到某個在懷孕期間非常不舒服的姐妹或朋友，希望自己不要像她們那樣。只要懷孕前注意營養，就可以避免懷孕時的噁心反胃。若等到懷孕之後才開始改善飲食，則效果可能會打折扣。為了自己和孩子的健康，她們都會接受營養的食物。

我在她們懷孕時看過她們，沒有人像一般的準媽媽般經常會抱怨，幾乎沒有人感到噁心，或是擔心流產。她們都說：「這是我一生中最美好的時光！」沒有人早產、死產或生下畸形兒。她們還帶了孩子來看我，那些孩子們真是可愛！

⊙懷孕前及早改善飲食

女性經常會挑食，只吃自己喜歡的食物。她們可能略微缺乏某些營養素，血壓或血球數目偏低，有時候會便祕或頭痛，牙齦輕微出血，容易瘀血、感冒或輕微感染、過敏等。她們自認為很健康，卻不瞭解什麼才是真正的健康。

在這種情況下懷孕了，也許是在開始感到噁心反胃時，才知道自己懷孕。在這段期間，即使是輕微的噁心，也幾乎吃不下任何營養的食物。在最需要營養的時候，反而更缺乏營養。噁心可能持續三個月，變成惡性的嘔吐。即使在懷孕的最後幾個月改善飲食，也難以彌補先前的疏忽，生出健康寶寶的機會已經大為降低。

⊙懷孕間隔時間短

最近我看到一位母親，帶著三歲大的男孩，一歲多的小女孩，及幾個月大的嬰兒。男孩長得很好，女孩非常瘦弱，而小嬰兒則自出生起即體弱多病。母親告訴我，老大很容易帶，老二的麻煩就多了，而老三簡直無時無刻不令人擔憂焦慮。類似的例子在我們的周遭實在不勝枚舉。

一個健康的母親，飲食即使未經過特別設計，營養大致充足，第一個孩子通常是正常、健康的。孩子出生後，已經將母親身體內所儲存的必需礦物質——鈣質、磷及鐵吸收完畢，除非營養非常好，懷孕將導致她略微缺乏各種營養。若在這種情況下再度懷孕，第二個孩子可能不再像第一個孩子那麼健康。因為她忙著照顧第一個孩子，沒有時間為自己準備營養的食物。同時為節省花費，在精打細算之下，她只為自己買廉價的食物。她並未特別注重營養，已經生下一個健康的孩子，使她對自己充滿信心，而忽略第二次懷孕需要增加的營養。所以孩子愈多，營養愈不足。母親剝奪了孩子健康的權利卻不自覺。

如果你想要短期懷下一個孩子，必須在懷孕間隔期間及懷孕時特別注意營養。每次懷孕時更要加強營養均衡的飲食，不只是為了孕育胎兒，還因為大腹便便時行動更費力，需要更多營養。

⦿改善上次懷孕時的營養問題

如果在前一次懷孕時，因為營養不良而造成不適，再度懷孕之前，應該加強營養的飲食，持續六個月以上。如果你曾經嚴重嘔吐、出現流產的跡象，或發生毒血症、早產，若未及改善飲食，對再度懷孕所形成的威脅將更嚴重。

懷孕前持續充足的營養，時間愈長，發生異常的機率就愈小。我認識兩位女士，分別流產四次及五次，改善飲食之後再度懷孕，都生下健康可愛的孩子。有些在生產之前發生嚴重痙攣的婦女，改善營養之後生產都非常順利。有一位兩度發生毒血症並且早產的女士，在生下第二個孩子之後，開始對營養產生興趣，因而非常注重營養。第三胎她足月生產，因為一般的飲食幾乎無法滿足母親及雙胞胎兒對於營養的高度需要。

⦿不容易受孕

夫妻任何一方營養不良都有礙受孕。實驗中缺乏維生素A的老鼠受孕率大幅降低，精子受到損害；輕微缺乏維生素E的老鼠精子數目減少；嚴重缺乏則導致雄性不孕。若雄鼠增加維生素E的攝取，或是同時增加維生素A及E，精子的數目即明顯增加。

維生素B及蛋白質不足，會降低精子的活動力，使精子的數目減少，並影響排卵。動物缺乏維生素B中的泛酸及維生素B12，將使睪丸受損導致不孕；不孕的雄性動物增加維生素B12的攝取量，精子數目可以由一百萬遲鈍的精子，增加為一億四千萬活動力旺盛的精子。注射維生素B12也有助不孕的貧血婦女受孕。

缺乏鎂或鋅（兩者都是土壤中所欠缺的）使動物的受孕率明顯降低。鎂的數量過少，可能使精蟲完全消失。營養充足時，雄性動物的精子、睪丸、前列腺等器官，都含有大量對兩性受孕十分重要的鋅。

若夫妻雙方每天攝取足夠的鋅，就能夠順利懷孕。

許多因為體重過重而無法懷孕的婦女，進行高蛋白飲食的減肥，不吃精製糖之後即可懷孕。而吃得太少、營養不良也是無法受孕的原因之一。抽菸及喝酒會減少精子的數量及活動力，戒除這些不良習慣之後通常就能受孕。

如果你無法懷孕，應該和丈夫一起請教不孕症專家，遵照醫師的指示，並儘量維持最好的營養。因為懷孕所需的飲食（參考第十章）須兼顧所有的營養。

⊙你需要更多的營養

懷孕使你的身體為了孩子而產生更多的作用，需要更多的營養因應這些壓力。

懷孕初期，維生素B、維生素B6、葉酸及維生素E的需要量立刻激增。臨床實驗中，缺乏維生素B6的受測者，在懷孕期間有噁心、嘔吐、腿部抽筋、緊張、顫抖、耳鳴、手指麻木、失眠、暈眩、頭痛、暴躁、倦怠、頭皮屑增加、口臭、下腹脹氣、貧血、水腫、出血、外陰部附近疼痛及發癢等現象。在懷孕前一到兩個月，每天服用十毫克的維生素B6，即可預防這些令人不愉快的症狀，包括反胃，但是一旦開始嘔吐，就需要五十到一百毫克才能制止。

自一九四二年開始，婦產科醫師已經成功地以維生素B6控制嘔吐，但仍然有醫師使用具有毒性的抗嘔吐藥物，其中的化學成分類似合成的黃體素（妊娠素），可能使女嬰發育出男性器官而成為陰陽人。若未以藥物控制噁心及嘔吐，可能使營養缺乏的情況更加惡化，導致胎兒腦部受損。

維生素B6不足時，黃尿烯酸（黃尿酸）將隨尿液排出。測出尿液中黃尿烯酸的含量，即可估計維生素B6不足的程度。在整個懷孕期間，維生素B6的需要量都很大，孕婦應該每天補充十毫克維生素B6。

服用避孕藥也會造成類似懷孕的症狀，因而增加對於維生素B6、葉酸、維生素E的需要。即便在懷孕前數個月停止服用避孕藥，這些營養缺乏的情形通常會持續存在。習慣服用避孕藥，或前一次懷孕出現嘔吐等缺乏維生素B6的症狀，在計畫懷孕之前數個月，應該每天補充五十毫克維生素B6、一毫克葉酸及兩百單位的維生素E。

⊙預防流產

每一種營養素都有助於正常懷孕。細胞分裂必須有維生素E，若缺乏，將造成極大的損害。在一項研究中，八十一名總共流產兩百二十七次的婦女再度懷孕之前，每天服用少量的維生素E，後來產下六十一名健康的嬰兒。維生素E還有保護維生素A的作用，而維生素A是受精卵著床不可缺少的物質。

另外一項研究中，七十二名曾經流產四到五次的婦女，與丈夫在懷孕之前一起服用維生素E。懷孕期間，孕婦仍持續服用，都產下健康的嬰兒。其中有些人再度懷孕時停止服用維生素E，最後卻流產。維生素E能有效防止流產，因為它能有效降低剛成形的胚胎對氧氣的需要。

在出血時立刻補充維生素E，可以防止流產。曾經有流產跡象的孕婦，生出畸形兒的機率較大。有一位醫師在兩百三十名孕婦第一次出現流產跡象時，給她們維生素E，其中一百九十五名產下正常的嬰兒，另外有十二個畸形兒、二十五個墮胎。一項針對四千一百四十一名有流產跡象的婦女的研究，每天讓那些孕婦吃四百五十單位的維生素E，其中有百分之九十六點八產下正常的嬰兒，其餘則是流產或有殘疾。

流產的另一項原因，是缺乏維生素B中的葉酸。葉酸最重要的功能是形成去氧核糖核酸DNA及RNA中的核酸。在新生命形成之前，必須有足夠的葉酸，才能孕育出正常的嬰兒。

研究顯示，半數以上流產或在懷孕期間有點狀出血的孕婦都缺乏葉酸。

許多看似健康，卻曾經多次流產的婦女，在懷孕之前及懷孕期間，每天服用含有葉酸的處方，都能產下正常的嬰兒，有些人每天服用〇・五毫克葉酸就能預防流產。若等到開始出血才服用葉酸，則無法避免流產，因為自受孕開始，胎兒已經受到無法彌補的損害。輕微缺乏葉酸，雖不致於造成流產，仍會導致胎盤自子宮壁剝離，即胎盤異位，這是早產最常見的原因。此外，葉酸不足的婦女，產下畸形兒的機率比正常婦女高兩倍。

許多研究都發現，懷孕期間最常缺乏的營養是葉酸。曾經有過流產紀錄的婦女，在懷孕前及懷孕期間，每天至少需服用五毫克，而一般婦女則每天至少服用〇・八毫克。尿液測驗顯示，每五名孕婦就有一名缺乏葉酸。某些孕婦專用的營養補充劑中，葉酸的含量低於一般的建議量。

英國的婦產科醫師都相當重視葉酸的作用，並廣為應用，效果良好。葉酸沒有毒性，每天攝取兩百毫克到五百毫克，可以治療鐮狀細胞貧血，胎兒對葉酸則無高劑量的需求。

美國的食品藥物管理局曾限制銷售無醫師處方的葉酸。我在英國、瑞士、加拿大都買過葉酸。熱氣及開水容易使葉酸流失，一般烹煮過度的飲食，很難獲得足夠的葉酸。

酵母、小麥胚芽及綠色蔬菜中都含有葉酸，應該多吃這些自然的食物。

流產的原因有很多：麻疹等各種感染，可能導致維生素A嚴重缺乏；缺乏維生素C（治療習慣性流產非常有效）；熱量攝取不足，如嘔吐或減肥；蛋白質的攝取量低於五十克；化學肥料或食品防腐劑中的硝酸鹽；口服抗生素，導致維生素K缺乏，使胎盤出血；

吸菸過量等。在菸廠工作的婦女，即使完全不吸菸，流產率也很高。

動物缺乏維生素B中的泛酸非常容易流產，飲食中缺乏碘也會導致流產。若孕婦的飲食中含有適量的碘，流產及死產的機率都會減少。所有與細胞分裂及形成去氧核糖核酸有關的營養，如鋅，都能預防流產。

⊙懷孕前及懷孕期間抽菸

抽菸導致各種營養的需要量增加，尤其是維生素C。尼古丁除了阻礙維生素C的正常利用，也防礙腦部發育。研究顯示，孕婦抽菸可能使胎兒腦部受損。血液中維生素C的含量降低，母體及胎兒都容易感染、過敏或形成其他問題。雖然維生素C在體內具有解毒的作用，卻無法防止抽菸所造成的損害。

吸菸會降低精子及卵子的品質。多項針對數千名準媽媽所作的研究發現，孕婦在懷孕前及懷孕期間抽菸，較常發生早期出血及流產。早產、死產、嬰兒出生後很快死亡的情形，也較不抽菸的孕婦普遍。

有多項調查都發現，孕婦抽菸常導致嬰兒出生時體重不足。菸抽得愈多，嬰兒的體重愈輕，出生後第一年的發育也較差。早產的嬰兒有三分之一是發育受到阻礙，抽菸所產生的一氧化碳，進入母體的血液，輸送到嬰兒的循環系統之中，取代氧氣與血紅素結合，導致缺氧，是阻礙胎兒發育的原因，而且很容易使腦部受損，有少數的嬰兒就因而死亡。每天呼吸二十分鐘香菸的動物，生出的後代腎上腺肥大。

醫師們大多勸諫婦女在懷孕期間戒菸，以免危害胎兒的健康。

⊙避免飲食不當造成胎兒畸形

母豬在受孕之前，飲食中若缺乏維生素A，產下的小豬之中，會出現沒有眼球或裂唇等畸形；若在受孕前只給母豬一次維生素A，則小豬雖然有眼球卻盲目。以各種動物作實驗，缺乏維生素A的母體，產下的後代非盲即聾，或是畸形足、裂唇、心臟、腎臟、肺部、睪丸等身體器官發育不健全，一隻動物身上同時出現多項異常。

人類和動物一樣，都會缺乏葉酸。尿液測驗中，缺乏葉酸的婦女，產下畸形兒的機率比營養良好的孕婦大兩倍。若孕婦服用抑制或干擾葉酸正常作用的藥物，產下的嬰兒會有嚴重畸形。相對地，曾經產下畸形兒的婦女，從計畫懷孕前一個月開始，每天服用五毫克的葉酸，都能生下健康的嬰兒。

一般的美式飲食中，葉酸的含量僅達預備懷孕婦女需要量的三分之一（〇・三五毫克）。血液分析顯示，有五分之一的孕婦，因為嚴重缺乏葉酸而導致嬰兒流產、早產、殘疾、或出生後死亡等。

缺乏維生素B2也可能造成畸形。動物缺乏維生素B2時，眼部畸形、四肢短小、裂唇、手指及腳趾連接等各種畸形的比例非常高；缺乏泛酸的小動物則眼睛異常或腦部嚴重受損；缺乏鋅及鎂的老鼠產下畸形的後代；飲食中若含有豐富的鎂，某些遺傳性疾病不會出現，若後代缺乏鎂則會再度發生；輕微缺乏維生素E的懷孕動物，所生後代會有眼部殘疾、心臟發育不完全、腦部或其他器官受損。美式食品中，維生素E缺乏日漸嚴重時，先天性心臟畸形的情形則激增。

安眠藥、盤尼西林、鏈黴素、四環素等抗生素、許多用於抑止嘔吐的藥物、懷孕初期病毒感染等，都會造成畸形。

在懷孕初期受到感染的孕婦，所生下嬰兒容易有殘疾。在一項研究中，一群生下五百四十五名各種畸形兒產婦經過檢查，幾乎各種營養都缺。在孕婦的飲食中添加適當的營養，即可減少畸形兒。每天服用數種維生素B，包括五毫克葉酸的孕婦，產下先天性畸性兒的情況比預期減少一半。給十七位畸形兒的父親服用維生素E，他們的妻子在下一胎中，產下了十五個正常的嬰兒及兩個畸形兒。在受孕之前給予雄鼠維生素E，能顯著降低幼鼠先天性殘疾的數目。

過去四十年來，先天性畸形的病例日漸增加，絕大多數患有殘疾的兒童，在出生時看來正常，但因為視覺及說話的損害、聽覺異常、隱睪症、輸尿管扭曲、先天性心臟機能異常等許多情況，必須等到入學年齡時才會發現。

⊙未來的展望

如果國人的營養每況愈下，將來可能出現更多早產兒、畸形兒，社會補助殘疾人士的經費將十分驚人。更可悲的是無數父母的傷痛及殘疾者終身的痛苦。

懷胎九個月的良好飲食，不一定能完全彌補長久失衡的營養。若母親體內所儲存的營養，因為前次懷孕或營養不充足已經消耗殆盡，則必須適度補充，才能孕育健康的嬰兒。

在青少年時期曾經節食以維持苗條的身材，或以油膩的漢堡、含糖飲料度日的準媽媽們，在準備孕育新生命時，請給自己六個月以上的時間，為孩子的健康預作準備。營養不足的時間愈長，需要更長的時間重建。曾經流產，生育過殘疾兒、或是懷孕間隔時間太近的孕婦，必須於再度懷孕前數個月充分補足營養。擁有健康可愛的孩子，那種由衷的喜悅，就是給你耐心最大的報償。

⊙懷孕之前預先檢查

在每次懷孕之前都作一次健康檢查，若有需要，可向醫師要求至少含一毫克葉酸的處方。如果你的血球數目、血壓、血糖、或血液中的膽固醇不正常，應該逐步加以改善，同時找出其他潛在的問題。懷孕中的飲食（參閱第十一章），是為了供給足夠的營養而設計，可以作為你的參考。

4 讓孩子更聰明

很多人都認為智慧來自遺傳，不聰明的孩子則是因為投錯胎。雖然遺傳對於每個人的智慧都有影響，卻很少人能充分發揮遺傳的智力潛能。

在許多動物實驗中，母體飲食中營養不足，導致小動物的營養極度不良，可能使腦細胞受損。人類的情形也是如此。有一位科學家說：「嬰幼兒時期挨餓所造成的損害，日後山珍海味也無法補償。」

最新的研究指出，除了遺傳、社會經濟環境等因素，懷孕前、懷孕期間、嬰兒出生後頭幾個月內的飲食及營養，都會影響智力。營養不足對於智力發展及肢體發育都有不良的影響。

許多科學家發現，自上世紀開始，智障兒童人口有增加的趨勢，而整個人口的智商也相對降低。過去幾年間，城市學童智力測驗的分數平均降低九分。全美國每年大約誕生十二萬六千個智力受損的嬰兒。科學家估計，腦部發育不良的嬰兒占全部出生率的百分之十。除了營養不足，藥物的毒性、受損的基因及懷孕初期的病毒感染，都是造成智力障礙的原因。

⊙學習過程

現代科學研究記憶儲存及學習能力的研究成果卓著。學習過程牽涉到神經細胞的物理變化，神經受到刺激並加以傳達，神經系統的功能受大腦細胞的環境所影響，即鈉、鉀、氯或鈣等形成的營養狀態。大腦中核糖核酸或蛋白質的合成，也會影響學習能力。

每一個神經細胞核中都存在兩種重要物質「去氧核糖核酸」（DNA）及「核糖核酸」（RNA），兩者帶有遺傳因子、基因類別，使身體各部分組織產生不同的特性。不論任何年齡，使用精神科藥物都應該十分謹慎，儘可能縮短時間，尤其是學齡兒童。

營養充足時，去氧核糖核酸及核糖核酸在細胞分裂時可自行產生，促使大腦發育，代謝耗損的細胞，治療創傷。去氧核糖核酸及核糖核酸的合成需要各種營養，若缺乏任何一種營養，所有的成長作用，包括腦部發育、修復機能等都會受損。若及時補充不足的營養，則能恢復正常生長，否則可能造成永久損害。

將老鼠放在光線充足的籠中，一部分加上黑色的罩子，老鼠會躲到暗處。老鼠躲到暗處時立刻施以電擊，牠們很快學會留在光亮處比較安全。殺死這些受過訓練的老鼠，取出牠們的大腦，或僅由其腦中抽取出核糖核酸，注射到未受過訓練的老鼠體內，即使沒有施以電擊訓練，這些新的老鼠也知道光亮處比較安全。注射未受訓練的老鼠腦汁則沒有效果。許多類似的實驗都證實，核糖核酸能儲存記憶，是人類及動物能由過去經驗中學習的重要因素。

去氧核糖核酸及核糖核酸都是大腦發育及功能所不可或缺的物質，缺乏任何製造兩者所需的營養，都會使腦部受損或發生智能障礙。

⊙大腦發育的時機

大腦在整個懷孕期不斷發育，在出生前最後三個月及出生後六個月內，到達發育的巔峰，並且持續發育到四歲。

大腦中的神經細胞，在出生後很快增加到所需的數目。飲食中缺乏營養，在大腦迅速發育時期造成的傷害最大。一般而言，缺乏的時間愈早，損害愈大。一旦大腦發育完全，較能忍受嚴重的營養不良。改善營養後，即可恢復正常。

分析墮胎、死產及意外死亡的兒童正常大腦，顯示去氧核糖核酸數目在出生之前迅速增加，出生後增加的速度較慢，到六個月以後則很少再增加。比較後得知，死於營養不良的嬰兒，大腦較小，所含的去氧核糖核酸、核糖核酸及蛋白質也較少；早產兒腦中的去氧核糖核酸及核糖核酸數量僅達正常足月嬰兒的半數。此外，解剖分析一千零九十四名死於營養不良的兒童，並與聰明的兒童互相比較，顯示營養愈差，大腦愈小，所含腦細胞愈少，重量也愈輕。

⊙蛋白質不足的影響

若懷孕的母鼠飲食中缺乏蛋白質，將其產下的幼鼠以迷宮遊戲及檢查大腦中去氧核糖核酸數量的方式檢測，發現幼鼠產生了智能障礙。若飲食與各種營養充足，但是熱量太低，或缺乏必需胺基酸，幼鼠的大腦也一樣太小並且發育不全。若母鼠在懷孕前半期營養非常好，但是在後半期缺乏熱量或蛋白質，產下的幼鼠仍然智力不足。如果母鼠在懷孕期間飲食極佳，但是哺乳期間餵食其低蛋白質的食物，幼鼠的大腦仍會受損。懷孕期間餵食低蛋白質飲食的母狗，生下的小狗大腦嚴重受損，腦細胞的數量也減少。人類懷孕期間營養不良，也一樣會造成不良的影響。

若懷孕及哺乳的母鼠飲食中略微缺乏蛋白質，繁殖數代之後，每一代大腦的發育會逐漸低落，學習能力顯著降低。即使給予第四代或第五代母鼠充足的營養，產下的後代依然智能不足。營養失衡所造成的損害，並非改善一代的營養就能恢復。人類的情形也是如此，有些遺傳缺陷的真正原因可能就是營養失衡。

⊙人類飲食缺乏蛋白質的後果

在懷孕最初三個月內，蛋白質對於大腦的迅速發育有決定性的影響，稍有缺乏即可能造成終生的智能障礙。根據估計，全世界有百分之七十的兒童，因為缺乏高品質的蛋白質及其他營養，使大腦發育低於正常水準。哺育母乳的嬰兒所攝取的蛋白質較多，因此大腦的發育比哺育牛奶的嬰兒正常。

第二次世界大戰期間，許多孕婦的飲食中嚴重缺乏熱量及蛋白質，導致嬰兒的死亡率大幅提高。在荷蘭，嬰兒的出生體重（與智力成正比）降低百分之九。當英國的孕婦獲得額外的食物配額之後，死產的人數降低百分之二十五。

一般的美國婦女雖然有能力負擔營養的食物，卻常出生智力低於正常水準的孩子，因為她們嚴重缺乏蛋白質及熱量，通常不吃早餐，一天只吃白麵包、吐司、含糖飲料、果醬三明治及餅乾。晚餐雖然極為豐盛，卻沒有足夠的蛋白質、鈣質、維生素A及其他胎兒腦部正常發育所必需的營養。嚴格限制熱量以控制體重的母親們，生出的孩子智商最低。

即使一個生來聰明的孩子，在出生後第一年，尤其是前六個月內，若營養不良，大腦也會受損。缺乏熱量的孩子大腦功能雖然正常，但是很小；若缺乏完全蛋白質，將使初生嬰兒腦細胞的數量減少而出現異常。一般而言，由蛋白質的攝取量可以看出飲食的品質，蛋白質的攝取量愈低，大腦結構受損的情形愈嚴重。要維持腦部的正常發育，大約需要五十種營養，最好由各種未精製的食物取得。

例如，四歲前營養不足的兒童，比飲食正常的兒童智力明顯低落。給智能障礙的兒童極佳的飲食，為期一年，再重複測驗一次，情況不會有任何改善。

由此可見，素食者應該特別小心謹慎，不要強迫孩子接受這種嚴重缺乏完蛋白質及維生素B12的飲食型態，否則可能使他們的腦部受到傷害。

⊙氣候炎熱影響孕婦食慾

在酷暑時受孕的孩子，其中有相當大的比例發生智能障礙。此外，氣溫較高的夏天與隔年冬天誕生的孩子，相較之下智障的情形較多；在冬天及涼爽氣候受孕的孩子智商較高。因為酷熱的天氣使人毫無胃口，只想喝檸檬汁、吃冰西瓜、冰淇淋，容易缺乏各種營養，尤其是蛋白質。

許多研究顯示，受孕前及懷孕期間嚴重缺乏營養的婦女，包括天氣酷熱、嚴重嘔吐、忽略營養或是貧窮無力負擔，都容易生下智能不足的孩子。

⊙維生素A與腦部發育

受孕時嚴重缺乏維生素A的動物，產下的後代頭部特別大，但是腦室裡充滿水分（水腦症）。輕微缺乏之時，核糖核酸的數目較少。補充維生素A能加速核糖核酸的合成。

嬰幼兒時期若缺乏維生素A，將造成無法彌補的智能損害；在襁褓時期同時缺乏蛋白質與維生素A的兒童，智障的情形更嚴重，不僅智力特別低，而且頭部特別小。科學家認為，從兩歲前飲食中營養是否充足，就可以預測兒童智力的發展。

⊙不可或缺的維生素B

動物在懷孕期間缺乏任何一種維生素B，都可能導致幼仔的腦部失調。維生素B1、B2、B6、B12及泛酸、菸鹼酸等，都有助於形成腦細胞，產生腦部需要的的能量。形成去氧核糖核酸及核糖核酸必須有葉酸，缺乏時除了導致貧血，更嚴重的是造成智能障礙。幼鼠走迷宮的能力，與母鼠懷孕時維生素B的攝取量成正比。

人類在懷孕期間最容易缺乏維生素B6，常導致胎兒嚴重的智能障礙。在懷孕前或懷孕最初幾個星期內，缺乏任何一種維生素B，都特別容易造成傷害。維生素C及維生素B對於腦部的機能也有重要的作用。

⊙維生素E影響腦部

維生素E不足使氧氣的需要量增加而造成缺氧，損害兒童的智力。相反地，維生素E能降低因為難產而使腦部受損的程度。出生時因為缺氧而全身發青的嬰兒，智能通常偏低，補充維生素E促進組織中的供氧作用，可以預防這些兒童發生智能障礙。若胎兒在懷孕的任何時期缺氧，即使只有一分鐘，也足以對腦部造成無法彌補的傷害。有些婦產科醫師會在接生時給產婦三百單位的維生素E，以減少新生兒腦部出血。

德國研究維生素E知名的婦產科醫師拜爾（Dr. R. Bayer）說，數千名父親在受孕之前服用維生素E的嬰兒當中，沒有人發生智能障礙。若父親不再服用維生素E，其後受孕的嬰兒當中，有八個智能低於正常的兒童。

早產兒也與缺乏維生素E有關，有些腦部發育不良，智能發展遲緩，或形成自閉症、腦性麻痺等。出生時的體重愈低，腦部受損的程度愈嚴重。當然，很多早產兒的智力都非常正常。

⊙礦物質的作用

缺乏礦物質對於嬰兒智能的發育，也有某種程度的影響，但尚無完整的研究報告。懷孕期間嚴重缺乏碘會導致智障兒，即呆小症；在食鹽未加碘時，北美洲大湖區的精神病院常住滿這類可憐的孩子。兒童血液中鈣質太低會發生精神失調，導致學習困難及記憶力減退；補充鈣質之後，腦部的功能很快便恢復正常。鎂對於許多酵素系統都不可或缺，對於嬰兒的腦部發育也很重要。同時缺乏鎂及維生素B６，常導致新生兒智能發展遲緩。

若懷孕的母鼠飲食中缺乏鋅，生下的幼鼠，學習能力顯著低落。

在老鼠的腦中注射溶液，降低大腦中的含鈣量，半個小時內，核糖核酸的製造也會隨之降低。讓懷孕的母鼠吃缺乏碘的食物，也會使幼鼠智能發展遲緩。

⊙發育環境的重要性

褓時期營養不良的嬰兒，頭部較小，腦容量較少。研究顯示，頭部愈小，智商愈低。

在兒童三歲之前，頭部的大小已經達成年時的百分之九十。若此一階段未正常發育，將來很難再有補救的機會。

⊙先天性新陳代謝障礙的氣味

有些嬰兒出生時腦部正常，但缺乏利用某種胺基酸的酵素，使腦部在數天內受損。這類異常可以由嬰兒呼吸的氣味及尿液檢查出來。不同的氣味代表不同的情況，呼吸可能有發霉、汗臭味、糖漿、啤酒、魚、腐敗的奶油或甘藍菜等氣味。

若父母察覺嬰兒的呼吸有這些氣味，應該立刻詢問醫師，儘速由飲食中補充缺乏的胺基酸，預防腦部受損。

⊙營養與智力的關係

三歲以前缺乏蛋白質與熱量的兒童智商較低。在一項研究中，在兩歲之前改善飲食的營養不良兒童，智商比未改善的兒童高出十八分。

嬰幼兒時期營養不足，可能造成永久的智力低落，並且會持續影響一生的智力。有一項研究持續十年觀察五百名來自低收入家庭的學童，其中一半每天喝牛奶，另外一半仍然維持嚴重的營養不良。實驗結束後，智力測驗的結果顯示，補充牛奶的兒童只有百分之三智商低於八十，另一組沒有喝牛奶的兒童則占百分之四十。這些兒童的母親本身嚴重營養不良，其中有四分之三智商低於七十五。這種遺傳而使孩子的智商偏低是可以預料的。然而，在補充牛奶之後，百分之九十七都顯示正常的智商。

血液中維生素C含量正常的兒童智商較高；缺乏維生素C者加以補充之後，可使智商略微增加（三點六）。

關於未充分達到遺傳潛能的問題，在美國，每天都有許多貧窮或教育程度低落的婦女，生下智能發展遲緩的嬰兒。其中大部分孩童的智商雖然正常，但無法達到他們應有的智力，並且有注意力不集中、語言發展較慢、社交適應不良等各種與大腦發育不良有關的問題。

⦿事半功倍並不困難

自出生起即讓小動物充分獲得各種必需的營養，能加速腦細胞的分裂。在許多研究中顯示，母親在懷孕期間補充維生素，生下的孩子智商顯著提高。嬰幼兒時期數年之間營養充足的孩子，比同年齡但營養不良的孩子，智商高出百分之二十二點六。

如果為人父母者都能盡力維持充足的營養，將來出生的孩子，將比目前一般孩子的智商大為提高，並且更能充分發揮遺傳的智力潛能。

5 預防懷孕期的異常

凱瑟琳參加的準媽媽教室剛剛下課，她在懷孕期間容光煥發，絲毫沒有任何不適。「那些媽媽們真令人難過！」她告訴我：「每個人都垂頭喪氣、無精打采，皮膚布滿黑斑及靜脈曲張。許多人必須依賴鎮靜劑及安眠藥，她們不停抱怨倦怠、出血、腿部抽筋、妊娠紋等。當我說充足的營養會有幫助，她們都覺得不可思議。」

凱瑟琳所提到的那些孕婦，都有足夠的經濟能力為自己準備營養的食物，讓自己保持健康，順利懷孕生產，但是她們對於營養卻一無所知。

⊙維生素B6用處多

懷孕時需要更多維生素B6，懷孕期間所產生的各種不適，都與缺乏維生素B6有關，如噁心、嘔吐、口臭、頭痛、皮膚乾燥脫皮、疼痛、灼熱、抽筋、腿部疼痛、緊張、失眠、精神不濟、暈眩、暴躁易怒、挑釁、吹毛求疵、頭皮屑多、注意力不集中、間歇性出血、貧血、感染或抵抗力降低等。

只要有充足的維生素B6，所有症狀都能在兩個星期內消失。幾乎每一位懷孕的孕婦都有上述一種以上的情形，若未及時補充，可能造成新生兒智力發展遲緩、痙攣、貧血等。酵母、肝臟、小麥胚芽等都含有維生素B6，但一般美國婦女的飲食很難滿足懷孕期間的需要。適度補充葉酸及維生素B6，能有效防止上述的不適。

維生素B6不足時，無法充分利用胺基酸，會形成黃尿烯酸隨尿液排出。尿液中黃尿烯酸的含量愈多，表示維生素B6缺乏的情形愈嚴重。尿液測驗顯示，百分之九十五的孕婦都缺乏維生素B6。每天補充二十五毫克，尿液中黃尿烯酸立刻消失，表示已經足夠。然而，只要維生素B6再度缺乏，黃尿烯酸會再次出現。婦女在懷孕前及懷孕期間，每天應該補充十毫克維生素B6。

維生素B6的需要量與蛋白質的攝取量成正比。缺乏維生素B6即無法利用蛋白質，即使大量攝取蛋白質，仍會因為缺乏維生素B6而導致蛋白質缺乏。

⊙噁心及嘔吐

噁心及嘔吐都應該儘量避免，或及早制止，否則除了增加孕婦的痛苦，也可能導致營養不足，使胎兒的腦部嚴重受損（參考第四章）。

過去三十年來，維生素B6已經成功地用於緩和噁心及嘔吐。每天十毫克可以預防噁心，每餐二十五毫克可停止噁心。嘔吐時每天需要兩百五十毫克，嚴重時則由醫師注射三百毫克。維生素B6的需要量因人而異。

早晨醒來較容易噁心及嘔吐，因為已經有數個小時沒有吃東西，血糖通常較低，所以要避免精製的糖或澱粉、酒精、咖啡因等，以免血糖濃度突然改變，也不可持續暴露在食物過敏原中。就寢之前吃一些蛋白質、天然的澱粉或糖、強化牛奶、起司加水果或果汁，可以維持血糖濃度。等到噁心感消失，起床前可先吃點東西。

若感到噁心，可每隔一、二個小時服用十或二十五毫克維生素B6，吃少量的食物，如蜂蜜調味的蛋酒、全麥麵包作成的雞肉三明治等補充蛋白質、天然澱粉及糖。嚴格避免咖啡、甜食、酒精及任何精製的食品。

噁心停止之後，仍然持續少量多餐。新鮮未精製的低碳水化合物及高蛋白質食物，可以穩定血糖濃度。

⊙流產跡象

如果孕婦有點狀出血或其他流產的跡象必須立即就醫。在一項研究中顯示，數百名有流產跡象的婦女，立刻於每餐服用三十到兩百國際單位維生素E，其中有百分之九十都能順利生產。服用鐵劑的孕婦很容易出現流產跡象或真正流產。鐵會破壞維生素E，服用鐵鹽將導致維生素E缺乏，但人們往往明知故犯。

⊙懷孕初期服用抗生素可能引起流產

面對孕婦，醫師應該斟酌以抗生素對抗感染的必要性。抗生素會破壞腸內合成維生素

K的有益細菌，造成維生素K缺乏，引起胎盤出血。缺乏維生素C而使微血管壁破裂，也會造成類似的出血。曾經數度流產的婦女，在補充這些營養之後，都能夠順利懷孕生產。飢餓也會導致流產，發生點狀出血後，即使立刻增加熱量，也很少能夠挽救胎兒。流產是消除不完美胚胎最自然的方式，所以有些醫師認為，不需要以任何措施挽救自然流產。

⊙神經緊張、失眠、腿部抽筋

缺乏鈣質、維生素B6可能造成緊張、失眠、肌肉抽筋。一位醫師說，因抽筋疼痛而困擾的孕婦，在注射維生素B6之後數分鐘內即停止抽筋。每天服用五十毫克的維生素B6，數天之內就能消除抽筋。夜晚血液循環較慢，養分輸送到組織的速度也減緩，因此更容易抽筋。每天睡前喝一杯強化牛奶，補充十到二十五毫克維生素B6、兩克的鈣及五百毫克的鎂，可以預防抽筋。若持續抽筋或失眠，可以服用更多維生素B6及鈣鎂合劑。在增加營養劑之前，應先請教營養師，定出適當的劑量。

鈣、鎂及維生素B6對放鬆身體都非常重要。有充足的維生素D，鈣質才能充分吸收。

⊙以良好的營養取代鎮靜劑

即使某些鎮靜劑對於孕婦與胎兒都有極高的危險性，孕婦仍然廣為使用。若飲食適當，則無需鎮靜劑。飲食中補充鎂，可以緩和暴躁易怒、緊張、抽筋，尤其是對噪音敏感。服用利尿劑，或因為氣候炎熱，大量的鎂會隨汗水流失而嚴重缺乏，導致沮喪、肌肉無力、痙攣等情形。

飲食中蛋白質、鈣質及磷的攝取量高，即需要更多的鎂。懷孕期間所增加的需要量，以理想體重計算，每磅需要增加五毫克。假設懷孕之前的體重是一百三十磅（約六〇公斤），則懷孕期間每天需要六百五十毫克的鎂。

⦿頭痛

頭痛的原因非常複雜，包括腦部腦瘤。有許多為頭痛所苦的人，服用適當的營養劑之後，都有很好的效果。使用最普遍的是維生素B6、鈣、維生素C、菸鹼酸、泛酸、維生素E、鎂、纖維及蛋白質。同時要避免某些有抵銷作用的食品，如咖啡、玉米、蛋、小麥、牛奶、豬肉、黃豆、柳橙或馬鈴薯等。運動也會有幫助。解決之道因人而異，應該請教醫師。由根本改善日常飲食著手，減少咖啡、可樂、糖，補充二十五毫克維生素B6、五百毫克的鈣及一百毫克的鎂，每一餐都應該悉心調理。

⦿便祕與腹瀉

典型的便祕是糞便變硬，次數減少。缺乏產生能量必需的維生素B也會引起便祕，多吃酵母、肝臟、小麥胚芽含豐富維生素B的食物，有助於解除便祕。鎂也具有緩和便祕的效果，硫化鎂（即愛普森鹽），可將體內的水分輸送到腸道。每餐吃半杯優格或一匙乳酸菌（一種益生菌），有助於軟化糞便。缺乏鉀、壓力過大或吃太多的鹽，也可能形成便祕。多吃鉀與纖維含量豐富的水果及綠色蔬菜，都有助於排便。化學瀉藥會干擾消化與吸收，使組織脫水，刺激腸膜。灌腸劑會洗掉保護性黏液，破壞直腸肌肉，應該避免。只要飲食充足適當，便祕自然會消失。

與情緒有關的腹瀉，可能是由於缺乏菸鹼酸所引起，每餐服用一百毫克即可痊癒。糖有促進排便的作用，腹瀉的人應該避免吃糖。鋅與葉酸能治療某些習慣性痢疾。多量多餐，加一匙以上的植物油，有助於促進儲存營養。

⊙痔瘡

直腸的組織被壓迫到肛門即稱為痔瘡，常因缺乏維生素B6所引起。雖然找不到更詳細的研究資料，但我建議有這樣隱疾的人士，每餐服用二十五毫克的維生素B6，持續數天。痔瘡痊癒之後，每餐十毫克可以防止復發。可多吃鋅、含大量纖維的食物，如水果、蔬菜，必要時吃纖維營養劑也有幫助。

⊙神經炎

疼痛、麻痺、如針扎般刺痛的感覺、手腳失去知覺等，都是懷孕期間常見的情形。孕婦們常會感到手腳不靈活，失手摔落杯子或碗盤，無法縫補或握住小的東西等。以注射維生素B1治療神經炎，有時候能一針見效。一百二十個孕婦每餐服用五十毫克的維生素B6之後，發抖、腿部抽筋及暈眩等症狀立刻消失，有些人在飲食中補充泛酸也有顯著的改善。許多研究顯示，多吃含豐富維生素B的食物，比服用營養劑更能迅速解除神經炎。

⊙倦怠

飲食充足時，完成繁重的工作也不會感到倦怠。多年來只要我在早餐的強化牛奶中加入兩匙酵母，就可以持續工作數個小時，而不會感到絲毫倦意；若是不加酵母，兩個小時之後就會開始精神不濟。

倦怠是相當普遍的問題，食物、過敏、血糖濃度降低等都是主要因素。吃太多甜食及精製的穀類食品，再加上咖啡中的咖啡因、可樂、茶等刺激品，會使倦怠更為嚴重。營養缺乏及不當的飲食，會導致腎上腺衰竭。只要營養充足，數個星期內就可以消除倦怠。

⊙脹氣

飲食中持續缺乏某種維生素B，會形成脹氣。缺乏泛酸時，會造成胃部異常灼熱，胃酸、消化酵素、消化道蠕動顯著減少，無法充分消化吸收食物。缺乏維生素B1、B2及菸鹼酸，也會使消化液及消化酵素減少。

嚴重缺乏維生素B1及B2時，無法正常分泌消化液及消化酵素，未消化的食物經細菌發酵，形成大量的廢氣。此時若突然加入大量的酵母、肝臟或小麥胚芽，不但無法完全消化，反而更有助於細菌孳生，使脹氣的情況更惡化。消化不良時，應該多吃優格或乳酸菌，促進腸內有益細菌的繁殖，取代形成廢氣的細菌。嚴重脹氣時，每餐服用維生素B補充劑，並於短期間內服用消化酵素，刺激身體正常分泌酵素。每天吃一小匙小麥胚芽及酵母，直到營養充足為止。

若脹氣的情況仍未改善，可能是消化系統不接受最近增加的某種食物，應該刪除。人們說話與進食時（尤其是速度很快），空氣會由喉嚨進入胃部，因為體溫而膨脹，形成脹氣。這些氣體經過迂迴的腸道，最後才排出體外。吸入的空氣並沒有氣味，經過未消化的食物發酵才產生異味。若飲食中鈣、鎂及維生素D的攝取量充足，可使人們放鬆，不再狼吞虎嚥、緊張不安，吸入的空氣量也可減少。細嚼慢嚥，用吸管喝冷飲，都可以避免吸入空氣。

⊙血壓偏低

受孕之後，子宮內形成胎盤，連結母體與胎兒的微血管，以輸送養分。血壓迫使氧氣及養分進入母體的組織，再經由胎盤進入胎兒的血液中。若血壓過低，到達母體組織的養分太少，將造成持續的倦怠。進入胎盤的氧氣及養分太少，便無法孕育健康的寶寶。

若孕婦的血壓過高或偏低，為自己及胎兒的健康，都應該改善飲食及營養狀況，使血壓恢復正常。

⦿血糖過低

過量精製的澱粉、甜食、咖啡因及酒精會造成倦怠、衰竭、緊張、暴躁易怒、情緒沮喪、虛弱、暈眩、頭痛、心悸、注意力不集中等症狀。要避免這些不當的食物及刺激品，每天吃六餐少量含十到十五克蛋白質的食物，就能完全消除這些不適。

食物消化時，澱粉等較為複雜的醣類將轉換為簡單的葡萄糖。若進入血液中的葡萄糖數量增加，胰臟會分泌胰島素，幫助細胞利用糖，剩餘則以肝醣的形式儲存，使葡萄糖不致於隨尿液流失。細胞必須不斷由血液中獲得葡萄糖，才能產生能量與熱量。若由消化系統進入血液的葡萄糖不足，身體所儲存的肝醣將再還原為葡萄糖進入血液中，供應所需。細胞只能儲存有限的肝醣，太多的澱粉及糖（碳水化合物）無法立即消化或轉換為肝醣，就會變成脂肪累積在體內。

⦿血糖太低的原因

間隔數個小時沒有進食，如隔夜或一餐沒有吃東西，身體內儲存的肝醣已經消耗殆盡，需要蛋白質或脂肪以產生能量。只有脂肪並無法有效產生能量，健康的腎上腺會分泌荷爾蒙，促使身體內的蛋白質轉換為脂肪或糖，使血糖再度升高。在這種情況下，少量多餐即可使血糖恢復正常。

另外一個原因是吃太多甜食或精製的澱粉，太多的糖經由消化系統進入血液中，刺激胰島素過度分泌，使胰臟的功能過於亢進，分泌過量的胰島素，細胞由血液中吸收太多的糖，很快會造成血糖偏低。

咖啡、菸及各種抑制食慾的藥物都會使血糖暫時升高，但很快便再度降低。這些物質刺激腎上腺素的分泌，使身體組織分解為糖及脂肪，再度刺激胰臟迅速分泌過量的胰島素，以降低血糖。

第三種血糖過低的原因，也是最嚴重的原因，就是腎上腺衰竭，無法再分泌荷爾蒙，儲存肝醣，或將儲存的肝醣轉換為葡萄糖，或將身體組織分解為糖或脂肪。血糖降得太低會造成暈眩，母體發生痙攣，胎兒的腦部將嚴重受損。此時，應該立即改善營養，確實執行抗壓力計畫，持續數週（參考第十一章）。

儘量避免各種壓力，包括過敏原。適度的運動及良好的營養，可以增強對抗壓力的耐力。

⊙妊娠斑

孕婦（包括服用避孕藥的婦女）的前額、兩頰及頸部，經常出現難看的灰褐斑，原因是飲食中缺乏葉酸。缺乏葉酸最普遍的症狀是貧血，以及出現妊娠斑。每餐服用五毫克葉酸，通常在兩個星期內可使皮膚恢復正常，若有貧血也能一併治癒。

臉上出現褐斑、血壓過低、血糖偏低，即表示腎上腺嚴重衰竭。腎上腺恢復健康功能之後，這種褐斑即很快消失。

⊙預防妊娠紋

若懷孕期間的營養充足，只會在胸部、大腿及下腹出現輕微的妊娠紋。健康的組織是有彈性的，妊娠紋是失去正常彈性的皮膚所形成的疤痕組織。嚴格限制體重的孕婦，因為飲食不足，形成難看的妊娠紋。相對地，我見過幾位孕婦（其中一個懷了足月雙胞胎），因為她們的飲食非常好，懷孕之後沒有留下一道妊娠紋。只要組織不發生水腫，就能避免妊娠紋的產生。

每一種營養都有助於維持正常組織的彈性，其中最重要的是充足的蛋白質及維生素C。充足的維生素E可以預防疤痕。若營養均衡，每餐吃兩百單位維生素E，則不易形成妊娠紋，已經形成的妊娠紋也會消失。維持這種彈性，產道才能充分擴張，順利生產。

⊙控制正常的膽固醇

在懷孕的最後三個月，血液中的膽固醇會急速升高進入血管壁，導致心臟病，並干擾孕婦的血液循環及胎兒的發育。為了維持正常值的膽固醇，應該特別注意充分攝取維生素B6、維生素E、葉酸、鎂、膽鹼及纖維醇、維生素C及鋅，若無法由飲食中充分獲得，則應該補充營養劑，避免吃糖、酒精、精製的麵食。固體脂肪，如牛肉、羊肉及肥豬肉、椰子油及氫化的油脂，氫化的花生醬、加工過的起司、人造奶油及固體的烹飪油等，都會增加膽鹼的需要量，致使膽固醇升高。

只要一百CC的血液中膽固醇含量高於一百八十毫克，即應該避免所有氫化的油脂及含椰子油的脂肪，例如人造奶油，並儘量減少固體的動物油脂。不論體重如何，每天至少吃一匙植物油。每個人，尤其是膽固醇過高的人，更應該避免糖及精製的麵食。每餐吃一或兩匙加入牛奶中的大豆卵磷脂，可以獲得膽鹼及纖維醇。我個人喜歡在每餐飯後吃兩顆綜合維生素B，其中含維生素B6及膽汁葉、纖維醇各一千毫克。對大豆（黃豆）製品過敏的人，也應該改用維生素B製劑，不要吃大豆卵磷脂。

⊙牙齒及牙齦的問題

蛀牙惡化或牙齦出血，都是懷孕期間常見的症狀，顯示某些營養不足。吃太多甜食是蛀牙最主要的原因，缺乏鈣質與維生素D、維生素B6也會造成蛀牙。在一項實驗中，每天服用二十毫克維生素B6的孕婦，其中半數以上沒有蛀牙；另外一組人數相當，但是未服用維生素B6的孕婦，則大多發生嚴重的蛀牙。

缺乏維生素B、維生素C、菸鹼酸、高品質的蛋白質，牙齦容易出血並受到感染。飲食中含充足而適量的鈣質、蛋白質、維生素C、維生素D，尤其是鎂，有助於防止牙齒及骨骼的損耗。若維生素C、鋅、葉酸或是鎂不足，可能會造成口腔潰爛、史帝文生強生症候群（皮膚、黏膜異常發炎）。每餐飯後服用一百毫克菸鹼酸，持續一到二天即可痊癒。雖然有人聲稱氟可以防止蛀牙，若飲食營養不良，即使攝取大量的氟，仍然會有蛀牙。

懷孕中的飲食對於嬰兒牙齒的大小、長牙時間、是否蛀牙，及出生時下顎的形狀都有影響。懷孕期間缺乏蛋白質，嬰兒的牙齒較小，長牙的時間較慢，也容易蛀牙。母體所攝取的鈣質及維生素C不足，或是磷的攝取量過高，往後孩子蛀牙的機率也愈大。缺乏維生素A會阻礙琺瑯質的形成，而服用某些抗生素或過量的氟，會使孩子的牙齒出現斑點。

注意營養可以解決本章所探討的各種問題，同時也能預防更嚴重的問題發生。

6 擁有一雙美腿

懷孕期間經常會發生幾個令人困擾不已的問題，應該慎重處理。其中之一是靜脈曲張。葛莉絲第一次懷孕時還不到二十歲，必須開刀除去難看的靜脈曲張。經過四十年，靜脈曲張陸續復發，其中有四年的時間，彈性絲襪包裹著她腫脹、發紫的雙腿，每走一步都疼痛不已，現在她幾乎完全無法走路。

我想到另一個例子，在蘇珊第三次懷孕時出現靜脈曲張，她告訴我「打網球時雙腿開始疼痛，看起來真噁心，以前我的腿很漂亮。」在她懷孕第七個月時，膝蓋內側出現一個雞蛋大的紫色腫瘤，不但疼痛並且發炎。她整天躺在床上，母親幫忙照顧孩子。醫師要幫她剖腹生產，她不同意，後來還是必須開刀。醫師說她再也不能打網球了。後來她的營養獲得改善時，「我幾乎不敢相信自己的眼睛」，蘇珊和她的母親異口同聲地說：「腫瘤就像洩了氣的汽球一樣消失了。最嚴重的靜脈曲張，只剩下幾乎看不見的細小藍色斑紋。」在新生兒一週大時，蘇珊又回到網球場，她的雙腿依舊美麗如昔。

幾乎有十分之一的孕婦，在第一次懷孕時發生靜脈曲張。其中許多人原本擁有一雙美腿，在婚後卻因為數度懷孕而變得愈來愈難看。

靜脈中產生凝結的血塊，阻塞血液的暢通，因而形成靜脈曲張。血塊附著於血管壁，同時造成發炎。腫脹的血管及凝結的血塊使靜脈完全阻塞，血液便無法流通。

在腿部的中央，靠近長腿骨的位置是大靜脈，負責將腿部百分之九十的血液輸送回心臟，此處也是血塊最容易凝結的部位。若大靜脈阻塞，大量的血液將被迫改由接近皮膚表面的小靜脈流回心臟。小靜脈受到大量血液的壓迫，會擴張並變成難看的藍紫色，不久便形成靜脈曲張。這種情形就像主要的公路阻塞，車輛被迫改道，分散到與主要道路平行的小路，很快便造成塞車。

自一九三一年起，許多研究都發現，動物缺乏維生素E會形成靜脈曲張。即使維生素E充足，若缺乏其他營養，也不會形成靜脈曲張。缺乏維生素E時，植物油中的必需脂肪酸很快被氧氣破壞。必需脂肪酸是細胞結構的一部分，一旦遭到破壞，細胞也隨之瓦解。因為血液中氧氣特別充足，血管壁的細胞及輸送氧氣的紅血球，比身體其他部分的細胞更容易瓦解。組織被切斷或破壞時，血液會凝結以防止出血。因此，形成的血塊本身是正常的，細胞受損造成血液凝結才是異常。補充維生素E即可防止細胞受損。

實驗中缺乏維生素E的雞、老鼠、兔子及狗，腿部都形成靜脈曲張。在血塊凝結阻塞處，血管壁都嚴重腫大，並有許多壞死的細胞及結痂組織。血塊及腫脹使血管受阻，血液無法流通，必須分散到其他較小的平行道路。若立刻給予這些動物維生素E，血塊即迅速溶解，血管擴張，發炎減輕或消失，在阻塞的血管附近，會形成對應平行的新血管，使血液很快地正常流通。若未及時給予維生素E，就無法形成新的血管，血塊溶解的速度也非常慢。

⊙懷孕期間的靜脈曲張

形成靜脈曲張的婦女，血液中都極度缺乏維生素E。紅血球沒有受到保護，可能被氧氣破壞而導致懷孕期間常見的貧血。服用口服避孕藥的婦女，維生素E的需要量增加，血液凝結及靜脈曲張特別嚴重。

⊙維生素E與靜脈曲張

科學家發現，動物缺乏維生素E以外的營養，不會形成靜脈曲張，那是因為動物能自行合成維生素C。事實上，缺乏維生素C使微血管壁破裂，也可能是靜脈曲張的原因之一。五十個靜脈曲張紅腫疼痛的孕婦，每天服用兩百到六百毫克的維生素C後，其中有四十八個孕婦紅腫、發炎、疼痛的症狀逐漸消失，不再需要彈性襪，也沒有人併發靜脈炎。

⊙靜脈炎

醫師們常忽略一般的靜脈曲張，認為無需小題大作，因而未及時防治靜脈曲張的嚴重發炎，即血栓性靜脈炎。血栓即凝血，靜脈炎指靜脈因為血塊凝結而發炎。靜脈炎常導致整條腿紅腫、灼熱、疼痛，無法行走，常發生於懷孕期、產後或開刀切除組織之後。

維生素E可以減少凝結的血塊。在一項研究中，每天給予三百二十七個靜脈炎患者三百到八百單位維生素E後，凝血溶解，疼痛消失，效果顯著。愈早使用維生素E，效果愈好。有些人第一次使用維生素E，二十四小時內就已經有所改善。在另外一項研究中，將色素注射到產後罹患靜脈炎的一百名婦女血管中，再以X光檢查，發現血管已經完全阻塞。每天給這些婦女三百到五百單位維生素E，再進行染色及X光檢查，顯示靜脈已經暢通，發炎消退，血液恢復暢通。

在預防靜脈炎的研究中，手術後給予維生素E的病人，患靜脈炎的人數比沒有補充維生素E的病人少很多，或僅是輕微的發炎。許多病人在手術後沒有給予維生素E，造成血液凝塊、靜脈曲張，並常併發嚴重的靜脈炎。

許多醫師強調，每天服用四百到六百單位的維生素E，發生靜脈曲張或靜脈炎的機率將大幅降低。婦女在整個懷孕期間，都應該適度補充維生素E。

⊙維生素E毒性

大量的維生素E雖然沒有毒性，但是仍然值得注意。大量的維生素E（三百到一千五百單位），可能使體內已經儲存維生素E的人血壓升高。因此攝取維生素E應該從少量（五十到一百單位）開始，再依個人可接受的程度逐漸增加。

⊙維生素E的需要量

懷孕期間，維生素E的需要量激增，這也是懷孕時容易形成靜脈曲張的原因，但是所需的劑量因人而異。前述的蘇珊每天服用兩百單位才開始產生效果，每天九百單位則使靜脈曲張迅速消失。本章提到的各項研究，給予孕婦及手術後病人的劑量是每天三百到五百單位，甚至一千單位，對於防止靜脈炎有絕佳的效果。

有些醫師每天給生產完的產婦一千毫克維生素E，靜脈炎在數個小時內即獲得改善。出現血液凝塊等症狀的患者，每天給四百五十到六百單位的維生素E則可以完全恢復正常。某些數度懷孕均患靜脈炎的婦女，每天服用三百單位的維生素E之後，再度懷孕時便不再有靜脈炎。剖腹生產時，維生素E的需要量增加為每天六百單位以上。我看過一位病患，在手術後每天僅服用二百單位的維生素E，即可預防靜脈炎。

研究人員不斷強調，一旦中斷維生素E，凝血會再度形成。他們也強調，切除曲張的靜脈除了具有危險性，也無法根本解決問題。

美國人維生素E的平均攝取量為每天二・五到一四・五單位，因過度精製的美式飲食，無法獲得足夠的維生素E。

醫師們對於使用維生素的意見莫衷一是。美國使用維生素E預防靜脈曲張及靜脈炎的婦產科醫師非常少，孕婦專用的營養補充劑，僅含有少量、甚至不含維生素E，卻含大量足以破壞維生素E的鐵（參考第五章）。過量的鐵不僅會形成靜脈曲張及靜脈炎，甚至導致流產及早產。若要補充鐵劑，必須同時補充維生素E，且兩者應間隔十二小時以上。如早餐後服用一天份的維生素E，晚餐再服用鐵劑。

⊙已經出現靜脈炎時

一旦出現靜脈炎，除了每天服用六百單位以上的維生素E，各種營養都應該充足均衡，尤其是抗壓力的維生素（參考第十二章）。有些人每隔二到三小時服用兩千單位的維生素C即可迅速消炎。

婦女在懷孕期間形成靜脈曲張，若未適時改善營養，再度懷孕時將更為惡化，尤其是在懷孕間隔時期服用避孕藥者。異常凝結的血塊將造成嚴重的問題，任何時候，不論男女都可能發生，一旦血塊到處游移，阻塞身體的其他部分，即有致命的危險，造成中風及肺栓塞。我有一位朋友即因為肺栓塞而在鬼門關徘徊了十天。

充足的維生素E除了能預防異常的血液凝塊，也能降低嬰兒對於氧氣的需要，具有保護作用，更有助孕婦防止乳腺炎、胸腔發炎，並使生產更為順利（參考第十三章）。

歷久不癒的靜脈曲張若拖延過久，即使改善營養，效果也非常有限。不過有一位六十歲的老太太，已經患了多年的靜脈曲張，多數的時間都躺在床上，但經由適度的飲食，每餐服食三百單位的維生素E、清醒時每隔一個小時服用一千毫克的維生素C等細心調理，有了顯著的改善。她讓我看她的腿，她說：「沒有一點靜脈曲張的痕跡。六十年來我沒有這麼好看過！」

治療靜脈曲張並不困難，但預防比治療更容易。

7 貧血使你無精打采

大約有三分之二的母親，因為虛弱、頭痛、暈眩、心悸、呼吸急促、倦怠甚至衰竭，而無法享受即將為人母的快樂。攬鏡自照時，只看到蒼白的臉及疲倦的眼神，這些都是貧血的症狀。血液中沒有足夠的氧氣，使人無精打采。氧氣的供應對於發育中的胎兒非常重要，缺氧是胎兒腦部受損最主要的原因。此外，若母親貧血，嬰兒在出生之後也會很快發生貧血。

每一百ＣＣ的血液中應該有十四克的血紅素；每立方公分的紅血球數量應該有四百五十萬到五百萬。血球數量太少或血紅素不足，都會導致貧血。

許多婦產科醫師都認為，孕婦貧血是因為鐵質不足，因而開立大量的鐵鹽給孕婦。不幸的是，此類型貧血光靠鐵鹽並無濟於事。孕婦貧血的原因很複雜，應該檢討各種營養是否均衡。

⊙缺乏蛋白質的貧血

若補充鐵質亦無法改善貧血，增加飲食中蛋白質的攝取量通常會有效果。蛋白質攝取太少，或是品質不良，都可能導致此類型貧血。例如，素食者常因為飲食中缺乏必須胺基酸，或是缺乏利用蛋白質所需的維生素B12而發生貧血。此外，高品質的蛋白質促進食物中鐵質的吸收，懷孕動物攝取的蛋白質太少或品質不良都會貧血，並使幼小動物停止發育而長不大。

如果你已經貧血，先計算出蛋白質的攝取量。每天須攝取六十到八十克，可由肝臟或肉類、酵母、大豆製品、葵花子等日常食品獲得。除增加飲食中的蛋白質，還應該同時增加維生素B6。

⊙缺乏維生素B6的貧血

缺乏維生素B6與缺乏鐵質所產生的貧血很難區分。貧血的孕婦在尿液中幾乎都有黃尿烯酸，證明她們缺乏維生素B6。一旦貧血好轉，黃尿烯酸也隨之消失，顯示貧血並非由於缺乏鐵質。沒有維生素B6即無法利用蛋白質，也無法製造紅血球。

給貧血的孕婦每天服用五十到兩百毫克維生素B6，紅血球的數目在四天之內便迅速增加，血紅素亦由八·五增加到一三·一克。許多人服用過量的鐵劑，血液中鐵含量超出正常量四倍，卻仍然持續嚴重貧血。治癒貧血後，若中斷維生素B6，貧血即再度復發。

⊙缺乏維生素E的貧血

許多研究及血液分析顯示，缺乏維生素E將導致貧血。紅血球的細胞膜也含部分必需脂肪酸（參考第十章），缺乏維生素E時，必需脂肪酸受到氧氣破壞，使紅血球細胞破裂。生化試驗中，觀察暴露於氧氣中紅血球破裂的速度，即可測知維生素E缺乏的程度。

健康的紅血球壽命約有一百二十天，人體每天都會製造新血球，而原有的血球即自然分解。維生素E不足時，持續分解的紅血球數量更多而導致貧血。維生素E除了強化紅血球細胞膜，維持並延長紅血球的壽命，對於鐵質的吸收及血紅素的製造亦有影響，骨髓也必須有維生素E才能製造出紅血球。貧血孕婦所作的骨髓切片檢查，常顯示缺乏維生素E。若其他方面飲食正常，只要補充維生素E，即可很快治癒貧血。

許多醫師沒有受過營養訓練，不知道缺乏維生素E會導致貧血。一般的血液分析只能看出紅血球的數目減少，卻無法看出紅血球迅速遭到破壞。醫師們所開的處方中，過多的碘劑破壞維生素E，使貧血更加惡化。

維生素E能減少氧氣的需要。若到達組織的氧氣太少，即出現貧血的症狀。維生素E能保護發育中的胎兒不受缺氧的影響，也能減輕孕婦的倦怠感。

⊙缺乏葉酸的貧血

大約三分之一的孕婦都因為缺乏維生素B中的葉酸而發生貧血。此類型貧血隨著懷孕的時間而惡化，懷雙胞胎及百分之八十患毒血症的孕婦都有此類型貧血。在輕度缺乏葉酸，尚未構成貧血之前，孕婦會先產生倦怠及難看的妊娠斑。合成去氧核糖核酸及核糖核酸都必須有葉酸，所以對於胎兒腦部的發育非常重要，缺乏時會導致出血性流產、早產、先天性殘疾、智力發展遲緩及嬰兒死亡。因此應該在受孕之前，至少於懷孕初期即應該補充。自然流產的婦女，血液中葉酸的數值通常都偏低。

美式飲食中每天所含的葉酸平均只有〇・三五毫克，遠低於預防懷孕期間貧血所需要的量。缺乏葉酸會使骨髓異常，補充之後數個小時內，骨髓即可製造新的紅血球。治療貧血所需的劑量約為每餐二到五毫克，依每個人的身體狀況而定。

⊙幾種常被忽略的營養素

忽略其他某些營養也可能導致貧血。例如，飲食中攝取的鎂太少，將很快發生貧血。含維生素B6的酵素需要鎂才能製造紅血球。在美國，缺乏鎂的情形非常普遍。由於使用化學肥料栽培植物，人們缺乏銅，也會引起貧血。缺乏鋅也會導致貧血，但只要加以補充即可恢復正常。實驗中缺乏維生素B12，不論人類或動物都同樣會發生貧血。缺乏泛酸或維生素B12，也會防礙製造健康的血球。

貧血通常是因為同時缺乏各種營養。當飲食中缺乏鐵質，通常也缺乏葉酸、蛋白質、維生素B2、B6及B12，其中任何一種不足都會導致貧血。若所有的營養都充足，鐵質的攝取量也會相當高。若飲食中菸鹼酸、膽鹼、泛酸、維生素B1、B2及B6的攝取量都太低，胃即無法分泌足夠吸收鐵質的胃酸，即使飲食中含過量的鐵質，都會發生貧血。

胃酸不足時，蛋白質、維生素C及其他養分的吸收都會受到干擾。

維生素C對於治療貧血特別重要，一旦缺乏即會造成貧血。補充大量的維生素C可以促進鐵質的吸收，即使飲食中的鐵質並未增加，也能夠改善貧血。服用五百毫克維生素C的孕婦，鐵質的吸收量即可加倍。維生素C能降低對於葉酸、泛酸及維生素B2、E的需求，有預防貧血的效果。

⊙缺乏鐵質的貧血

不論是因為經濟困難，或是選擇太多精製食物所導致的營養不良，都可能導致缺鐵性貧血。許多貧血的症狀都是因為缺乏鐵質，使許多酵素無法進行正常的功能。貧血只是缺乏鐵質所產生的症狀之一。

懷孕期間，每天大約需要補充二・二毫克的鐵質，每次懷孕共需六百毫克。最好在每次懷孕之前，母體即已儲存足夠的鐵。在懷孕的最後幾個月，胎兒即已儲存出生後六個月內所需要的鐵質。在這一段期間，孕婦的攝取量必須十分充足，尤其是懷雙胞胎的孕婦。

雖然每天都有部分耗損紅血球中的鐵質隨糞便排出，多數仍然一再被重覆使用。懷孕期間，每天約只需要五到十毫克的鐵，過量即會有危險。許多婦產科醫師所處方的鐵劑，每顆的劑量有一百五十毫克，因此每年都有相當多的幼兒，以為鐵劑是糖果而誤食致死。

⊙鐵劑具有危險性

懷孕期間常因為飲食中缺乏鎂、維生素B6或膽鹼，使組織中累積過量的鐵，血液中鐵的含量可能高於正常數值的八倍。過量的鐵質儲存於肝臟等組織中，可能會造成某種程度的損害，形成結痂組織並且鈣化，導致致命的鐵質過多症。若飲食中營養充足，尤其是維生素B6，則不會吸收過量的鐵質。

鐵質會破壞維生素E而造成貧血。五十年前的實驗中，在動物的飲食裡加入鐵鹽，導致了維生素E缺乏而發生貧血，但現在仍然有許多孕婦服用鐵鹽。因為維生素A、C、胡蘿蔔素、必需不飽合脂肪酸及多種荷爾蒙，都會因為缺乏維生素E而氧化遭到破壞，孕婦服用綜合鐵劑將導致更嚴重的後果。此外，鐵劑增加對於數種營養的需要，包括泛酸、維生素C及氧氣，會嚴重影響胎兒的發育。孕婦服用綜合鐵劑，可能造成畸形兒、智障兒、流產或早產。即使經由醫師處方，仍不可貿然服用，應該改用不含鐵質的綜合礦物質補充品。

如果必須服用含鐵的營養補充品，應該在早餐之後服用一天份的維生素E，晚餐後才服用一天的鐵劑，兩者至少間隔十個小時。

一般人不需要額外補充鐵劑。由食物中所獲得的鐵不會造成損害，只要每天吃新鮮的肝臟、蛋、酵母、綠色蔬菜，即使嚴重的貧血，也能在二到三個星期內恢復正常，不需要另外補充任何鐵劑。

8 利尿劑具有危險性

懷孕期間，身體內常會累積液體，即所謂的水腫。水腫的原因有很多，根據各項研究顯示，大多是因為營養不足所致，因此預防與治療都不困難。婦產科醫師常以利尿劑治療水腫，若使用不當，導致許多必需的營養隨大量水分排出，對母體與胎兒都會造成危險。

⊙水腫的症狀

眼睛四周開始浮腫，尤其是早晨起床時，雙手漸漸腫大，戒指戴不下，也看不見靜脈及關節韌帶。起初腳踝只在傍晚腫大，後來會持續腫大，體重通常增加三公斤以上。

⊙必須從根本改善

一般情況下，血液中含有一定數量的蛋白質及白蛋白。血液由動脈進入微血管，每一次心跳都壓迫含有大量水分的血漿進入組織中，最後進入微血管的只剩下紅血球及白蛋白。當人體細胞將廢物排至微血管中，白蛋白的作用完成，接下來會由腎臟清除這些廢物。

要維持血液中正常數量的白蛋白，必須攝取高品質的蛋白質。若缺乏蛋白質或某種胺基酸缺乏，無法形成足夠的白蛋白，含有細胞廢物的液體將無法有效回收而累積在組織中，造成水腫。

最近我看到一位懷孕僅四個月的孕婦，腳踝腫得很厲害。她因為怕胖，吃的蛋白質太少，也不喝牛奶。她在增加蛋白質的攝取量三天之後，腳部的腫脹消退了，更令她雀躍不已的是減輕了三公斤，表示她排除約三公升累積於細胞中的液體。

若孕婦的飲食中缺乏蛋白質，生下的嬰兒多半不健康，可能會貧血、血壓太低、容易受到感染、智力的發展也較遲緩（參考第四章）。因此，以利尿劑治療水腫，對母親及胎兒都不利。

⊙缺乏維生素B6的水腫

必須有充足的維生素B6，才能製造身體中的蛋白質。因此，缺乏維生素B6與缺乏蛋白質結果是相同的。因肝臟無法合成白蛋白，形成尿液困難，廢物與多餘的水分便會累積於組織中。

蛋白質攝取非常充足，卻仍然發生水腫的孕婦，於每餐服用五十毫克的維生素B6、不限制鹽分或熱量後，有人在一星期內減輕六公斤，或兩個星期內減輕五公斤，也有人在十八天內減輕七公斤。她們的體重減輕，表示在補充維生素B6之後，可以正常製造白蛋白，使尿液形成恢復正常，因此細胞中所累積的廢物及水分亦隨之排出。有幾位醫師用維生素B6為即將臨盆的產婦治療水腫，她們的體重不但減輕，生出的嬰也有明顯的皺折，顯示曾經水腫，並剛好排出過量的液體。若缺乏維生素B6，嬰兒可能有數倍大，使生產更加困難。

許多孕婦服用維生素B6之後，頭痛、腿部抽筋、神經炎等惱人的症狀都消失了，這是利尿劑無法達到的好處。

⊙水腫的其他原因

缺乏製造或儲存白蛋白所必需的營養，都可能導致水腫。例如，即使有充足的蛋白質，若熱量太低，必須由蛋白質供給熱量及能量，便無法製造白蛋白。維生素E能促進白蛋白的製造，也可以有效治療孕婦水腫。若飲食中缺乏膽鹼，使腎臟受損，白蛋白會隨尿液排出，因而發生嚴重的水腫。嚴重貧血的孕婦也在糞便中流失大量白蛋白。精製食物及飽和或固體脂肪，使膽鹼的需要量增加而導致水腫。

⊙壓力的作用

壓力是身體對於環境改變的反應。懷孕本身即產生相當的壓力。營養不良、情緒沮喪、疼痛、感染、過敏、暴露於過冷或過熱的環境、睡眠不足、服用藥物等，都是造成壓力的因素。

腎上腺能幫助身體因應所有壓力。健康的腎上腺會分泌大量的荷爾蒙，例如皮質醇

（可體松），促進營養的新陳代謝。有些荷爾蒙會分解組織中的蛋白質，供給糖或脂肪，及時產生能量；有些則分解礦物質，或控制尿液的分泌，保留身體中的鹽（鈉）及水分，增加血液量，使血壓升高，以將養分輸送到組織中對抗壓力。但儲存水分會造成水腫。例如，以皮質醇治療疾病時，身體內儲存過多液體而造成嚴重水腫。

壓力愈大愈頻繁，儲存在組織內的水分愈多，水腫也愈惡化。嚴重的水腫顯示壓力太頻繁，或是飲食中營養不良，腎上腺已幾近衰竭。

其他器官與內分泌也受壓力的影響，最明顯的是甲狀腺、胰臟及胃。壓力對全身都造成額外的負荷，也增加對各種營養的需要，尤其是維生素C及泛酸。相對地，營養愈好，身體因壓力而受到的損害也愈小。飲食中必須攝取各種充足的營養，尤其是維生素A、B1、B2、B6、C、E、維生素B群、泛酸、膽鹼及必需不飽和脂肪酸，腎上腺才能分泌足夠的荷爾蒙。

若營養不足，控制形成尿液的荷爾蒙分泌減少，尿液過少，就會產生水腫。若營養不足，在壓力狀態下，每天服用五十到兩百毫克的泛酸，即可補足營養，無需分解身體組織以供應營養。同時，形成尿液的作用正常，就不會發生水腫。因此，泛酸是刺激腎上腺荷爾蒙分泌最重要的營養。

若已經發生水腫，只要大量補充所有必需的營養，即足以對抗壓力。形成尿液的功能恢復正常，水腫就消失了。若因為營養不足而發生水腫，將損害胎兒的健康。

⊙具有利尿作用的營養素

大量的維生素C可以促進形成尿液，比一般的利尿劑更有效。以大量的維生素C對抗感冒或其他感染，便能刺激尿液產生，通常一天即可排出數公升的水分，因此能加強皮質醇或其他腎上腺荷爾蒙的作用。維生素E也有刺激排尿的效果。

⊙何時應該限制鹽分

限制鹽分能減少組織內的水分，但對於缺乏蛋白質、維生素B6或其他必需營養所造成的水腫並沒有效果。適量的鹽，即鈉和氯是維持健康所必需，對於維持體液的中性（不偏酸性或鹼性）非常重要；鈉也可以維持身體內水分的平衡。鈉和氯每天都與廢物結合，隨尿液排出。鈉形成尿酸，而氯則形成氯化銨。懷孕期間，胎兒的酸性及鹼性廢物會釋放到母體的血液中，對於鹽的需要量並不會減少。懷孕期間過度限制食鹽也非常危險。

動物在懷孕期間的食鹽攝取量較大。在英國的一項研究中，發現超過兩千名孕婦中的半數，比平時吃更多的食鹽，另外一半吃的鹽則比平常更少。這項研究並沒有記錄血壓。懷孕期間補充鹽分的孕婦，流產、肌肉抽筋、水腫、毒血症、早產、出血等情況都減少，打破一般認為鹽分會使這些症狀惡化的觀念。若腎上腺正常，壓力會使鈉累積在體內。百分之九十九以上的鈉，會經過健康的腎臟過濾，再由血液吸收。

持續的壓力及營養不足，將導致腎上腺衰竭，無法再分泌足夠的荷爾蒙。流失過量的鈉，血壓會降低而發生水腫。

若壓力引起水腫，血壓將急速上升。因此，由血壓即可看出飲食中所需鹽分量。若血壓高於120/80，即應限制食鹽。血壓愈高，必須更嚴格限制鹽分；相反地，血壓愈低表示腎上腺可能衰竭，鹽分（鈉）正由體內流失，所以短期內每餐都該吃鹽。若改善飲食使血壓恢復正常，則應該減少鹽分。過量的鹽有害無益。

⊙利尿劑的危險性

患有水腫的孕婦可能同時缺乏各種營養，許多婦產科醫師由於單獨開利尿劑，導致更嚴重的營養不足。使用過量的利尿劑會造成鉀缺乏，甚至導致死亡。據估計，美國有兩百萬名孕婦每天服用利尿劑，每年含有利尿劑的處方就有三千六百萬件。這些藥物迫使身體內的水分迅速通過腎臟，無法經由血液吸收其中所含的養分。

因為服用利尿劑而造成鉀缺乏，會導致懶散、倦怠、情緒沮喪、失眠、便祕、虛弱、心跳不規則、肌肉鬆馳，甚至無法順利生產。缺乏鉀時，肝臟特別容易受損，有科學家認為，嬰兒致命的腎臟疾病，可能是因為母親懷孕期間服用利尿劑所致。

利尿劑也可能造成鎂缺乏。利用維生素B6及儲存鉀都需要鎂，因此能預防貧血。缺乏鎂時，會使人神經緊張、顫抖、抽搐、對噪音敏感、情緒沮喪、肌肉虛弱。懷孕期間及壓力狀態下，鎂的需求都會增加。

利尿劑會導致缺乏所有水溶性營養，如維生素C、多種維生素B、碘、鋅及各種礦物質、胺基酸、甚至鈉。利尿劑經常造成腎臟受損，或發生糖尿病，導致異常血液凝結，形成靜脈曲張、靜脈炎及血栓等。缺乏多種營養會發生毒血症及痙攣，甚至使胎兒喪命。

服用利尿劑最容易損害胎兒的健康。對於營養有研究的婦產科醫師，都不願意開這種危險的藥物。

⊙不需要利尿劑

改善飲食之後，眼睛及腳踝周圍的浮腫會開始消退。建議每天攝取一二〇克以上的蛋白質，短期內在每餐飯後服用二十五毫克的維生素B6，並實施抗壓力計畫。血壓會指出食鹽的需要量，只要確實履行這些步驟，就不需要利尿劑，並使胎兒更健康。

9 察覺危險訊號

很多婦女並不重視營養。瑪格麗特正是如此，她很高興再度懷孕，但是毫不注重營養，我經常勸她改善飲食。

「算了吧！」她愉快地回答：「我有兩個漂亮的孩子，懷他們的時候，我想吃什麼就吃什麼。」

在懷孕的第七個月，她患了毒血症，孩子一出生就死了，母體也元氣大傷。如果她瞭解營養，並且能看出這些危險狀況的初期徵兆，就可以避免類似的悲劇。

⊙負起母親的責任

準媽媽們常忽略毒血症的初期徵兆，婦產科醫師則非常注意。在整個懷孕期間，醫師們都會仔細留意這些徵兆，及時加以預防。這就是每個月定期產前檢查時，必須仔細驗尿、測量血壓及體重變化的原因。

營養不足時也可能產生毒血症，起初症狀並不明顯，但婦產科醫師可能察覺並設法加以改善。然而，沒有醫師能替病人吃營養的食物，因此，準媽媽對於自己與孩子的健康責任最重大。

如果你發現有本章所描述的危險訊號，必須立刻請教婦產科醫師。你們是維護健康的夥伴，必須密切合作。

⊙妊娠毒血症

妊娠毒血症常發生於懷孕末期，主要症狀是體重突然增加、頭痛、高血壓、尿液中流失白蛋白。每年死於毒血症的嬰兒有三萬個，是嬰兒死產最主要的原因，另外約有百分之五十早產，也是多數產婦死亡的原因。過去幾十年來，未滿週歲死亡的嬰兒大量減少，但是未滿月即死亡的嬰兒人數卻增加。這些嬰兒大多是因為母親患毒血症早產，在出生後的第一個月內即死亡。

在最近的一次美國公共健康會議中，一家大型醫院的護士長說，毒血症及早產兒的數量都增加了。有些婦產科病房中，不健康的早產兒多過足月生產的嬰兒。這就是果汁、汽水、精製食物文化所必須付出的代價之一。

⊙毒血症的徵狀

在湯姆・布利威爾博士（Dr. Tom Brewer）與其妻格兒所合著的《孕婦必讀》一書中，對毒血症有完整而生動的說明。書中對於利尿劑的危險性、良好營養的重要性及醫療照顧有精闢的見解。多數的婦產科醫師認為血壓高於140/90，或尿液中出現相當數量的白蛋白才是毒血症。毒血症的初期特徵是血壓突然升高，在一個星期之內，由 90/60 竄升到 180/110 以上。通常由於水腫，即組織內累積大量水分，而使得體重直線上升。孕婦自己可以注意到的最普遍症狀是腳踝浮腫，同時有頭痛及視力模糊的現象。若情況惡化，可能會引發痙攣。

⊙早產的壞處

早產兒死產及出生後隨即死亡的機率較大。在懷孕末期所分泌的荷爾蒙會使陰道內膜更有彈性，在分泌此種荷爾蒙之前，生產通常較為困難，生產的費用也非常驚人。我認識一對年輕的夫婦，兩人都不到十九歲，生下一個不到一千五百克重的小女嬰。嬰兒必須放在保溫箱裡接受特別照顧，等她長到正常體重出院回家時，醫療費用已經變成夫妻沉重的經濟負擔。讀大學的年輕丈夫必須休學，他說要好幾年的時間才可能償清債務。這些早產而先天體質不良的孩子，往後可能需要的醫療費更難估計。

早產兒當中也有很多聰明而傑出的人士，但他們無法充分達到遺傳的潛能。心理學家說，大多數早產的兒童終生都有心理陰影，其中有許多人並不自知。根據估計，大約百分之七十有某些先天性的缺陷。例如聽力障礙、視覺異常或無法以眼鏡矯正的弱視，患腦性麻痺的機率比正常兒童更大。早產兒的腎上腺通常尚未發育完全，甲狀腺腫大；來不及在骨骼中儲存足夠的鈣質，可能罹患佝僂症（參考第二十一章）；因為缺乏維生素E，無法像足月嬰兒一樣儲存足夠的鐵而發生貧血（參考第二十二章）。

早產兒逐漸長大之後，比正常兒童更容易罹患疾病，看醫師、進行矯正手術、行為異常的機率更大。有些早產兒由於母親罹患毒血症，腦部發育極度不良，因而出現程度不一的智能障礙，或是學習困難。許多研究的結果都顯示，早產早的智力不及足月嬰兒，有些智能發育嚴重遲緩，晚年也較容易出現精神方面的疾病。

⊙毒血症的預防

不良的營養狀況是造成毒血症的基本原因。在動物實驗中，缺乏鎂、維生素B6、膽鹼、蛋白質等各種營養，都會發生類似毒血症的情形。

凡德畢特聯合研究（Vanderbilt Cooperative Study）指出，營養良好的婦女，在懷孕期間仍然能維持良好的健康。只要均衡、充足地攝取所有必需的營養，維持懷孕期間正常的新陳代謝，即可預防所有妊娠疾病。

兩次世界大戰期間，歐洲毒血症的病例顯著減少。因為沒有糖，許多國家禁止完全碾磨穀類，只容許全麥的麵包及穀類。因為很難取得其他食物，麵食的消耗量增加，所以準媽媽所吸收的維生素B、維生素E及小麥胚芽中珍貴的蛋白質反而非常充分。

毒血症發生時會先出現某些徵兆。讓我們看看有哪些徵兆，該如何預防。

⊙高血壓型毒血症

如果血壓在一個星期內急遽升高，隨之而來的是暈眩頭痛、耳鳴、有時眼睛會出血。動物缺乏膽鹼時，腎臟會受損而產生高血壓，白蛋白隨尿液而流失。若飲食中蛋白質的攝取量過低，將同時併發貧血及水腫，這些也是毒血症的徵兆。

缺乏膽鹼將使肝臟累積過多的脂肪，在肝臟受損之前，腎臟已經受損、高血壓、流失白蛋白，這些——高血壓、水腫、尿液中出現白蛋白、腎臟受損——都是毒血症的徵兆。

血壓過高的人補充膽鹼後，多半都能使血壓恢復正常，改善水腫的情況，白蛋白也不再隨尿液排出。營養不足的孕婦通常欠缺各種營養。缺乏維生素A及維生素E，會因腎臟受損而使血壓升高，僅補充膽鹼並無濟於事，必須適度補充維生素A及維生素E。

精製的糖、酒精或固體（飽和）脂肪，會增加膽鹼的需要量。孕婦膽鹼的需要量並無定論，我的建議是每天五克。

一般的美式飲食中，幾乎不可能供給足夠的營養。本章後附表是營養豐富的食物來源，短期間內應該每天吃，直到危機解除為止。

這些食物所供給的膽鹼仍稍嫌不足，由自然的食物來源很難獲得足夠的膽鹼（及其他的維生素B）。我建議孕婦每餐服用兩顆綜合維生素B，每天共攝取一千毫克膽鹼。

⊙造成高血壓的其他原因

高血壓的情況很複雜，除了缺乏膽鹼、鉀，飲食中過量的鈉、鎘中毒、各種環境因素都有影響。食鹽攝取過量會導致鉀隨尿液流失。喜歡在食物中加鹽的人，比限制食鹽的人尿液中的鉀增加九倍。此外，飲食中缺乏鉀容易發生高血壓，適度補充之後即可恢復正常。腎臟無法像儲存鈉一樣有效儲存鉀，尤其因為飲食不當而受損之後。

限制食鹽的攝取量即可降低此類型高血壓，這也是最常用的方式。不加鹽的食物淡而無味，增加鉀的攝取量，對於異常的血壓也一樣有效。所有水果，尤其是柑橘及香蕉、蔬菜等都含有豐富的鉀及少量的鈉，但不可加鹽。酵母中鉀的含量特別豐富，鈉的含量則非常低。由醫師所開的鉀鹽也是可行之道（服用鉀鹽必須有醫師的處方）。在血壓恢復正常之前，都應該吃鉀含量特別豐富的食物。

⊙尿液中的白蛋白

血液中白蛋白的分子較大，首先受損害的是腎臟，接著隨尿液流失。白蛋白流失，使母體及胎兒所必需的蛋白質蕩然無存。受損的腎臟則使其他各種營養同時流失，即使每天吃一公升牛奶或六顆蛋，攝取三十克以上的蛋白質也無濟於事。孕婦貧血時，更多的白蛋白由血液進入腸中，隨糞便排出。血液中的白蛋白流失過多，身體中累積的水分及廢物也愈多，造成水腫則更加惡化。飲食中缺乏膽鹼，也會導致白蛋白不斷隨尿液流失。

只要尿液中出現白蛋白，就必須立刻檢查健康狀況，改善營養。飲食中必須有足夠供給孕婦本身及胎兒所需的蛋白質。依白蛋白流失的程度而定，每天的蛋白質需要量可能急速增加到一五〇克以上。孕婦要選擇營養的食物，避免精製的糖、熱量及酒精，或任何可能引起過敏的食物。

⊙子癇型痙攣

充足的膽鹼及蛋白質可以治療毒血症的症狀，如高血壓、水腫。白蛋白不當流失，不但會發生痙攣，更足以導致孕婦及胎兒死亡。維生素B6及鎂則可以停止痙攣。

德州的約翰・艾里斯醫師（Dr. John Ellis）說，有一位懷孕的十七歲少女，第一次到醫院時，因子癇發生痙攣，兩個小時之內已經發作五次，每次都非常嚴重，必須有好幾名成人才扶得住她。艾里斯醫師立刻為她注射兩百毫克維生素B6，五分鐘之內痙攣停止了。每隔六個小時再注射一次，每餐吃五十毫克，持續兩天。艾里斯醫師發現，她的血壓是180/110，因為水腫，每個星期增加五公斤體重，並且有嚴重的頭痛，許多醫師都束手無策。在注射維生素B6之後，頭痛立刻停止，每天幾乎減輕半公斤。她沒有因為催生而早產，仍然繼續正常懷孕，直到六個星期之後，足月生下健康的嬰兒。

測驗尿液中的黃尿烯酸可以得知，維生素B6缺乏的情形愈嚴重，伴隨毒血症而來的痙攣愈危險。死於子癇的孕婦，胎盤中嚴重缺乏維生素B6。多數孕婦都缺乏維生素B6，患子癇的孕婦，尿液中的黃尿烯酸通常比正常孕婦高出二十倍。懷孕的老鼠缺乏維生素B6時會發生子癇與痙攣、水腫，只要適度補充即可加以預防或治療。在懷孕第三個月，維生素B6的需要量會增加，並隨著懷孕的時間而逐漸增加。此外，蛋白質的攝取量愈大，維生素B6的需要量也愈大。

罹患子癇的婦女血液中鎂的含量極低。早在一九〇六年，即成功用硫化鎂（愛普森鹽）治療了子癇型痙攣。醫師為生產時發生痙攣的產婦注射硫化鎂十一克，痙攣立刻停止；五百毫克的鎂即可成功預防癲癇的發作。有七千名子癇型痙攣的孕婦曾使用愛普森鹽（三十或四十克），都能立刻改善，對胎兒也沒有不利的影響。若整個懷孕期間，飲食中鎂的含量都很充足，就不需要上述那麼大的劑量。成人能夠立即排出多的鎂，但是胎兒未發育完成的腎臟，卻只能排出少許鎂，因此有時會導致暫時性麻痺，但立即給予鈣即可恢復正常。

服用利尿劑也會導致缺乏鎂、維生素B6及膽鹼；濫用利尿劑可能引發子癇孕婦與胎兒的嚴重疾病。

許多研究結果不斷證實，只要飲食適當，就不會發生子癇及毒血症，胎兒不會早產，生產也會非常順利。

食物中甲硫胺酸、膽鹼及蛋白質的含量

日常飲食	甲硫胺酸（毫克）	膽鹼（毫克）	蛋白質（克）
一公升脫脂牛奶	930	160	34
半杯非即溶脫脂奶粉	930	160	35
一個全熟白煮蛋	225	280	6
四分之三杯茅屋起司	900	150	20
四分之三杯小麥胚芽	570	400	24
四分之一磅牛肉	580	90	15-22
四分之一磅肝臟	527	480-700	20
半杯酵母（八十克）	1,011	360	40
兩份煮熟的蔬菜	2	10-300	2
一湯匙卵磷脂	0	250	0
總計：包括取代其他肉類的肝臟	5,645	2,340-2,850	184-191

資料來源：by R. J. Block and D. Bolling (Springfield. IL; C. C. Thomas, 1945). pp. 209-306.

10 均衡的飲食

均衡的飲食能夠提供人體所需的每一種營養素，已知必需的營養素有四十種以上（十五種礦物質、十四種維生素、八種必需胺基酸、一種必需脂肪酸、水分、氧氣及熱量）。每個人都應該盡力獲得適當且均衡的飲食，並瞭解各種營養的來源及需要量。

懷孕及授乳期間，是一生中營養需求最為殷切的時期。必須有充足的營養，才能維持健康，使孩子的身心正常發育。疏忽或不當的飲食，都可能導致無法挽回的悲劇。

準備食物應該遵守三項原則：充分供給所有必需的營養、選用未精製的食物、補足所有欠缺營養。某些營養可能在身體內遭到破壞，或無法為血液所吸收而隨尿液或糞便流失。即使飲食充足，細胞中缺乏必需的營養即為營養不良。

因為篇幅有限，無法詳細說明每一種營養，我建議不熟悉營養的讀者參考我的另外一本書《吃的營養科學觀》（世潮出版）。本章僅提供簡短的資訊作為參考。

⊙計算蛋白質的攝取量

身體的結構，包括大腦，都是由蛋白質所構成，因此獲得足夠高品質的蛋白質是首要之務。人體需要蛋白質不停重建肌肉、重要器官及組織、分泌荷爾蒙，以及製造酵素、抗體、血球、細胞，並形成子宮與胸部的新組織。

食物中的蛋白質在消化過程中會分解成胺基酸，那是所有身體結構的基本材料。身體利用糖、脂肪及受損組織所分解出來的胺，可以製造十二種以上的胺基酸，並不需要由日常飲食中供應。然而，有八種胺基酸（承受壓力時增加為十種）是身體無法自行製造的，必須由飲食中獲得。

飲食中，八種必需胺基酸含量豐富的蛋白質稱為完全蛋白質，若缺乏一種以上，稱為不完全蛋白質。不完全蛋白質無法構成身體的組織，必須攝取兩種以上才能夠互相補充。

懷孕期間，為了健康的孩子，每天必須攝取七十五到九十克的蛋白質。建議記住附表各種食物的蛋白質含量，以便計算。最好能熟練到在每晚睡前，即可輕易算出一天中蛋白質的總攝取量。若總數低於七十五克，必須在睡前吃一些蛋白質含量豐富的食物。動物性蛋白質比植物性蛋白質的必需胺基酸含量較高，應該優先考慮。除了酵母、小麥胚芽、大豆及少數堅果，大多數蔬菜中必需胺基酸的含量都不足。一個完全吃素的孕婦可能導致胎兒的大腦缺陷，最好多吃起司、蛋及牛奶。膠原蛋白中的蛋白質會造成蛋白質失衡，使必需胺基酸隨尿液流失，因此應該避免膠原蛋白食物。

蛋白質的完整性

食物種類	數量	完全／不完全	公克
全脂牛奶	一公升	完全	33
脫脂牛奶	一公升	完全	34
優格	一杯	完全	8-12
脫脂奶粉（非即溶）	半杯	完全	35
脫脂奶粉（即溶）	一又三分之一杯	完全	35
雞蛋	一個	完全	6
酵母	四分之一杯	完全	20
花生醬（天然）	兩匙	不完全	9
穀類	一杯	不完全	2-3
煮熟穀類（燕麥、麥片	四分之三杯	不完全	5-7
小麥胚芽（生食或烤熟）	半杯	完全	13
茅屋起司	半杯	完全	20
美式或瑞士起司	兩片	完全	10-12
肉、魚或雞鴨	一份	完全	12-24
米飯、麵條	一杯	不完全	3-4
豆類	一杯	不完全	6-8
黃豆粉	半杯	完全	20
煮黃豆	一杯	完全	22
全麥麵包	一片	不完全	3
白麵包	一片	不完全	2
培根	一片	不完全	2
堅果	半杯	不完全	14-22

每天確實計算出蛋白質的攝取量，若攝取量偏低，將使生產困難，孩子的健康也會受到不良的影響。

蛋白質含量最豐富的是肉類、起司等，這些食物的價格較為昂貴，可以使用牛奶、酵母或黃豆、非即溶奶粉（百分之三十五蛋白質）、酵母、黃豆粉（兩者均含百分之五十蛋白質）等取代。烹調得法的黃豆非常美味，應該多多利用。三分之一的玉米配上三分之二的豆子一起吃，營養價值與蛋黃中的蛋白質不相上下。玉米麵包加上焗豆或花豆、豆類沙拉，也是非常好的食品。

值得注意的是，高蛋白質的食物較容易引起過敏。所以，若可能對食物過敏，在大量吃某種高蛋白食物之前，可先請教醫師，作適當的測試。

若預算有限，可以用一又四分之一杯非即溶奶粉加水調成一公升牛奶。這種牛奶味道不錯，其中的蛋白質與鈣質含量都比鮮奶多出兩倍。然而，必須同時吃其他含有脂肪的食物，否則還要加上等量的全脂牛奶。很多雜貨店、麵包店、健康食品店都可以買到非即溶奶粉。即溶奶粉也可以用來作菜，加上黃豆粉、小麥胚芽、酵母等，提高各種食物的營養價值。但即溶奶粉會讓許多食物呈黏糊狀。

⦿不飽和脂肪酸

所有脂肪都是由脂肪酸所構成。牛油、豬油、奶油及椰子油等固體（即飽和）脂肪所含的脂肪酸，只能供給身體利用產生能量。液體的脂肪如魚油及植物油都是不飽和脂肪，其中氫的含量較少。脂肪在消化之後，脂肪酸會進入血液被吸收。某些不飽和脂肪酸會與蛋白質結合，形成細胞的細胞膜。不飽和脂肪酸也有助於控制血液中正常的膽固醇。

多數動物性脂肪僅含百分之二到五的不飽和脂肪酸，而植物油中的含量則高達百分之六十到九十六。沙拉醬、堅果、堅果醬（未經氫化，或不完全氫化）、酪梨、小麥胚芽中的量也很豐富。懷孕期間，每天至少要吃一到兩匙冷壓植物油，可以用來烹調食物或作成沙拉醬。有些專家認為，應該變換各種不同的油脂，混合二到三種，例如大豆油、玉米油、花生油、葵花油等。所有的油脂都必須冷藏，稍有油耗味即應立刻丟棄。

⊙充分的鈣質

懷孕的最後三個月，鈣質的需要量特別大。若未即時補充，孕婦婦會緊張、頭痛、腿部抽筋、失眠、容易蛀牙。鈣質不足會使胎兒的骨骼及牙齒發育不良，牙齒較慢長出、擠壓或彎曲，必須加以矯正，也會影響孩子的外貌。

食物中的鈣僅有少量能進入血液中，必須先由胃酸溶解才能吸收。鈣質與脂肪會產生皂化作用，溶解之後即可進入血液中。若懷孕之前營養不足、胃酸過少，則無法吸收鈣質。同樣地，若婦女因為怕胖而吃得太少，或不吃脂肪，會因缺乏脂肪使鈣質隨糞便排出。即使需要減肥的人，在懷孕期間也應該以全脂牛奶代替脫脂牛奶，最好是合格的鮮乳。全脂牛奶同時含有奶油及乳糖，其中的鈣質最容易吸收。乳糖可以由腸細胞轉變為乳酸，使鈣質溶解並促進小腸的吸收。維生素D也可以促進鈣質的吸收利用。

懷孕及授乳期間的婦女，每天需要兩千毫克以上的鈣。若吸收的鈣質超出所需，多餘的鈣質將儲存在長骨中，以備將來之需。不被吸收的鈣質則會經大腸排出。因此只要其他礦物質能與鈣質平衡，懷孕及授乳期間鈣質稍微過量並不會造成傷害。鈣質異常累積導致如關節炎、黏液囊炎等，是因為缺乏各種營養，而非飲食中攝取過量的鈣。

即使鈣質到達血液中，仍會隨尿液大量流失。鈣與磷結合成為骨骼與牙齒的基本結構。美式飲食中常含少量的鈣及過量的磷。若飲食中鈣質不足，過量的磷將使鈣質由骨骼中脫離，與磷結合而流失。

孕婦若不服用額外的營養劑，幾乎不可能獲得足夠的鈣。骨粉中鈣質的含量最多，但是磷的含量也很高。蛋殼價格最便宜，葡萄糖鈣容易溶解，但是只含乳酸鈣或碳酸鈣中半數的鈣質。如果不想冒險，可以吃一兩匙鈣粉，每匙的含量是七百五十毫克，使每天鈣質的攝取量增加到兩千毫克，可加在牛奶或果汁中，或與含有脂肪的食物一起吃。

⊙不可或缺的鎂

美國各年齡層的人飲食中都可能缺乏鎂，懷孕期間需要量特別大。鎂對於每個細胞正常的功能非重要，包括大腦。缺乏時即無法合成蛋白質，也無法吸收或利用維生素B6。

懷孕期間服用利尿劑將導致鎂嚴重缺乏。即使輕微缺乏，也會造成對噪音敏感、緊張、暴躁易怒、情緒沮喪、混亂、抽筋、顫抖、憂慮、失眠、肌肉無力，以及腳趾、腿部或手指抽筋。在飲食中加入鎂，一、兩天以後即可改善這些症狀。

懷孕期間應該攝取足夠的鎂與鈣。每片氧化鎂含有兩百五十毫克，半匙粉劑則有六百毫克。無味的粉劑可加於果汁或牛奶中，不會導致腹瀉。若預算有限或沒有更好的來源，可以使用愛普森鹽，即硫化鎂。四分之一匙可以供給三百毫克，早晚餐各吃一次。也可以用果汁機將一個蛋殼打進果汁或牛奶中，提供約一千七百毫克碳酸鈣形式的鈣質，只要攪拌均勻，不會有顆粒，也沒有味道。也可以購買比例適當的鈣鎂片，有些含有其他的礦物質，可請醫師幫助你作選擇。

很多營養價值非常高的食物，如小麥胚芽、酵母、肉類、魚類、蛋等，都含有過量的磷，但幾乎不含鈣與鎂。每磅酵母、脫水肝臟（肝粉）及卵磷脂，應該混合四分之一杯乳酸鈣及一匙氧化鎂，平衡適量的磷（註：肝粉是肝臟脫水磨粉製成的營養補充食品）。

⊙不要忽視碘

懷孕期間缺碘，會使死產及畸形兒的機率增加，或使存活的嬰兒智力發展遲緩，甚至成為呆小兒。有一位智能中等的母親，兩次懷孕期間都患有甲狀腺腫大（因缺乏碘而使頸部的甲狀腺腫大），她十三歲的孩子只有六歲的智力，另一個孩子的智能太低，只會尖叫。如果孩子的母親吃加碘的食鹽，就能不費分文地避免這些悲劇。懷孕期間碘的需要大增，甲狀腺更容易腫大。

懷孕期間碘確實的需要量並無定論，但是過與不及都有害無益。海鮮類及海藻海帶是最可靠的食物來源。在日本幾乎沒有甲狀腺異常的病例，因為他們常吃海鮮，每日碘的攝取量平均在三毫克以上，孕婦每天可能需要零點一到零點二毫克。食鹽中無法獲得此量，應該有更好的食物來源。

過量的碘除了會產生痤瘡，也有毒性。碎海帶、海苔等含有豐富的碘，可以用來調味或加入蕃茄汁，每天一匙就能供應足夠的碘。我每星期吃一顆一百毫克的碘化鉀、一滴一．五毫克的碘滴劑。

⊙鐵與銅也是必需

鐵與銅可以預防胎兒及母體貧血，在懷孕的最後兩個月，胎兒體內會儲存大量的鐵與銅，雙胞胎時的需要量更大。

酵母、肝臟、蛋黃、綠色蔬菜、全麥麵包及完整的穀類中，鐵與銅的含量都很豐富。若能多吃這些食物，避免精製的食物，就能輕易獲得充足的鐵，不需要服用鐵劑。每天服用五百到一千毫克的維生素C，可促進鐵的吸收。

多數的鐵鹽，如硫化亞鐵，都會迅速破壞維生素E，在懷孕期間服用可能導致流產、早產、難產或造成嬰兒缺氧。食物中的鐵不會產生毒性。但鐵、銅、微量礦物質的補充劑，都必須經由醫師處方。

⊙鋅與其他礦物質

鋅對於成人及兒童的成長發育都非常重要。其他的礦物質，如鉀、鉻、錳等也是人體所必需。若食物的來源不足，應該請醫師適度補充。新鮮的蔬菜及水果中都含有豐富的礦物質，所以在懷孕期間應該多吃。蔬菜應該以礦物質含量豐富的土壤栽培，或是自行栽種。海鮮也是礦物質豐富的來源。

⊙充足的維生素A

雖然許多食物中都含有維生素A，準媽媽的攝取量仍然可能不足。孕婦常會控制體重，限制維生素A含量豐富的食物如奶油等，只能由蔬菜及水果中獲得少量的胡蘿蔔素，在身體中轉換為維生素A。胡蘿蔔素存在於無法消化的植物細胞壁（由纖維素構成）內，因此生吃胡蘿蔔只能吸收百分之一，而煮熟之後則能吸收百分之三十。化學肥料中的硝酸鹽會破壞食物及人體中的胡蘿蔔素及維生素A；藥物、殺蟲劑、食品防腐劑也會減弱維生素A的利用。最近美國政府的一項調查顯示，約有百分之十到十五的兒童缺乏維生素A。

魚肝油是維生素A的最佳來源，容易吸收，不含卡路里。我建議健康狀況良好的孕婦每天吃一顆，供給兩萬五千毫克以下天然維生素A及八百毫克天然維生素D。若孕婦的抵抗力較弱，或是已經缺乏維生素A，則需要每天補充兩萬五千單位的天然維生素A，持續數個月。

維生素A在感染時會被破壞，尤其是感染麻疹。若孕婦在懷孕最初三個月感染麻疹，生下的嬰兒可能會失明並有各種殘疾。母鼠在懷孕初期缺乏維生素A，生下來的幼鼠也有相同的情形。懷孕三個月以後患德國麻疹，將使孩子的視覺、聽覺及語言的能力受損，而這些缺陷在出生時並不明顯。因此，我建議醫師在短期間內（不超過兩個月）給可能患德國麻疹的孕婦，每天五萬單位的維生素A及六百單位的維生素E，並持續一個星期以上抗壓的放鬆及飲食計畫。

胡蘿蔔素及天然的維生素A均溶解於脂肪中。脂溶性的維生素必須有脂肪及膽鹼才能為血液所吸收，所以必須同時吃刺激膽汁分泌及含有脂肪的食物。由於脂溶性的維生素無法通過胎盤，嬰兒出生時天生缺乏維生素A，因此特別容易受感染。哺育母乳的嬰兒在授乳最初幾天，即可獲得充足的脂溶性維生素（初乳中含有豐富的脂肪）。

⊙難以取得的維生素B

孕婦幾乎不可能從典型的美式食物獲得充分的維生素B。如果不喜歡吃酵母、肝臟及富含小麥胚芽的食物，則過敏、懷孕期間的疾病多半是缺乏這些維生素所引起。

維生素B群包括維生素B1、B2、B6、及B12、菸鹼酸、泛酸、葉酸、對胺基苯甲酸（PABA）、生物素、膽鹼及肌醇。腸內的細菌能製造某些維生素B，尤其是生物素，但是供應量並不完全穩定。維生素B群是水溶性，無法長久儲存（維生素B12例外）。要維持健康，必須經常由飲食中獲得足夠的維生素B群。

酵母是維生素B群含量最豐富的食物，熱量很低。起初可以在一杯牛奶或果汁中加入一匙酵母，攪拌均勻，再逐漸增加分量。大多數在懷孕期間每天吃一大匙酵母的婦女，都覺得輕鬆、活力充沛、沒有任何不適。也可以用酵母作成麵包。酵母中約含有百分之五十的蛋白質，但是維生素B含量的多寡卻有很大的差別。仔細看清楚標示，購買與健康人體組織中維生素B比例大致相同的酵母，最好其中磷與鈣、鎂的比例已經調配均衡。否則，在吃酵母、卵磷脂、肝粉時，應該加入適量的磷、鈣、鎂。適當的比例非常重要。酵母中鐵與微量礦物質的含量也很豐富。

每個星期吃幾次肝臟，若有貧血或其他壓力，最好每天吃，持續一段時間。肝臟是解毒的器官，不會含有DDT、殺蟲劑或其他毒素。一般食物的營養價值都不及肝臟。可以變換各種口味，像是雞肝、豬肝與羊肝等。買不到新鮮肝臟時，每餐在開水或果汁中加入一兩匙肝粉，可以促進健康，消除倦怠。如果你喜歡肝粉膠囊，可以每天吃五百毫克，十顆等於一匙肝粉或五十公克新鮮肝臟。我的經驗是，懷孕期間多補充肝臟的婦女較健康，生產較順利，孩子也較健康可愛。

小麥胚芽也含有豐富的維生素B群，可加在未精製的麥片及牛奶中、煮成可口的麥片粥，或用在烘焙的食物中。烘焙過的小麥胚芽非常美味，但是加熱過程中會流失部分營養。全麥麵包及穀類中含有豐富的維生素B群，避免使用白麵粉作的食品。某些食物僅含單一的維生素B，如牛奶含有豐富的維生素B2。

經常吃優格有助腸道益菌的繁殖及製造維生素B。口服抗生素會破壞這些細菌，導致缺乏各種維生素B群。市售優格含糖量太高，自己做的最好也最便宜。六杯溫水加一又四分之三杯非即溶奶粉、一大罐煉乳加乳酸菌，混合所有材料，用電動的優格製造器培養直到凝結為止，約須四個小時。在三杯溫水中加入奶粉，再加入煉乳，用三杯熱水使溫度保持在攝氏六十五～五十一度，再加入乳酸菌。溫度高於五十一度會殺死乳酸菌，溫度太低則阻礙其繁殖。用新鮮的生乳作優格不容易成功。生乳在加入乳酸菌之前，應該先煮沸，殺死其中的細菌。

維生素B會溶解於水中，很容易隨尿液流失，加上咖啡及含糖飲料（茶、汽水）中咖啡因的刺激，使養分更容易流失，服用利尿劑時這種情形更明顯。懷孕期間非常重要的葉酸，在加熱後會迅速被破壞。

⊙充足的維生素C

美式飲食中也缺乏維生素C。壓力、外來物質進入血液中，如藥物、病毒、過敏原、食品添加劑、防腐劑、水中及空氣中的雜質等，都會增加維生素C的需要量。因此，在懷孕期間，每天吃一、兩餐五百毫克的維生素C是明智之舉。超過此一劑量，則應該請教醫師，補充的劑量不可突然減少。

與柑橘表皮內膜一起吃，能更完整利用維生素C。每天至少吃一顆橘子，連表皮內的白色內膜一起吃。但廉價的合成維生素C與天然的維生素C作用相同。維生素C粉劑及五百毫克的片劑更經濟實惠。

⊙維生素D

維生素D對於鈣質、鎂及磷的吸收與利用都不可或缺，在懷孕期間特別重要。食物中的含量並不夠，唯一可靠的來源是魚肝油及維生素D補充劑。陶佛博士（Dr. Toverud）花費數十年的時間研究維生素D，他強調，若孕婦的飲食中缺乏維生素D，嬰兒的骨骼發展會極度不良，在出生時容易受傷，長大後骨骼發育不良、牙齒歪斜、容易蛀牙等。

⊙維生素E是必需的

食物中無法獲得適當的維生素D，精製的油及精碾的麵粉中維生素E已經流失。每個人的維生素E需要量都不盡相同，而且與飲食中油脂的攝取量有關。研究指出，成年女性的需求較高，懷孕期間更高。小麥胚芽油是最豐富的來源。

以蒸餾植物油，如玉米、小麥胚芽、大豆油的方式取得的天然維生素E，比合成的效果更好。與含有脂肪的食物一起吃，更能有效吸收。

⊙預防悲劇的維生素K

維生素K是血液正常凝結所必需的營養，食物中的含量非常豐富，腸道細菌也可以製造，但是因為它是脂溶性，無法進入胎兒的血液中，因此新生兒特別容易出血。腦部或脊椎出血將造成腦性痲痺。有些婦產科醫師習慣為產婦及新生兒注射維生素K，不幸的是，大量的合成維生素K具有毒性，這種預防措施並不值得鼓勵。

為了讓胎兒有足夠的維生素K，在懷孕的最後一個月，可以多吃維生素K含量豐富的食物，如新鮮的肝臟、煮熟的綠色蔬菜、新鮮的優格等。

只要在懷孕前數個月及懷孕期間，充分攝取本章中所提到的各種營養素，將大為增加生下健康寶寶的機會。

11 日常飲食建議

我們要在這一章調查日常飲食，是否足以提供所有必需的營養以維護健康，並讓孩子的身心獲得最好的發展。下面的飲食是針對每日所需而設計。

⊙強化牛奶

只要調配得當，強化牛奶相當可口，但孕婦若感到反胃則不要勉強嘗試。我認識許多在懷孕及授乳期間每天喝一公升強化牛奶的婦女，她們的孩子長得真好！如果仔細分析其中的營養成分，就會知道原因。

將下列的材料調製成強化牛奶：

四杯新鮮全脂牛奶（兩杯備用）

半杯非即溶脫脂奶粉

一匙酵母，逐漸增加為四分之一杯、二分之一杯

一匙香草

一匙植物油，或混合大豆油、玉米油、葵花油、花生油

半杯你最喜歡的水果，如香蕉、切塊或切片的鳳梨、草莓、或未稀釋的冷凍橘子汁、一或兩個生蛋（煮熟也可以）

半個蛋殼、或半匙骨粉、或兩匙葡萄糖鈣、或一匙乳酸鈣、或碳酸鈣。（注意：蛋殼應先磨粉）再隨個人喜好加入一匙卵磷脂

喝前再加入四分之一杯氧化鎂，或直接服用鎂劑

將上述材料充分攪拌均勻之後，再加入兩杯新鮮的全脂牛奶。在完全適應強化牛奶之前，可先添加酵母、鈣及卵磷脂。每餐及點心時，從四分之一杯開始喝，慢慢增加分量。

⦿需要營養劑嗎？

由自然食物中獲得所有的營養是最理想的。如果是自己養牛羊或雞鴨，吃得到受精卵的雞蛋、用剛磨好的全麥麵粉作麵包。用有機土壤栽培蔬菜及水果，完全不用化學肥料及殺蟲劑，經常接觸日光，不吃任何精製的食物，就足以維持自然的健康，不需要營養劑。

一千兩百名住在美國肯塔基山區的孕婦，有半數給予維生素營養劑，另一半孕婦只吃安慰劑，將所生的孩子在三、四歲時作智力測驗比較。這些農婦自己種植、裝罐、曬乾水果、蔬菜，並且養雞、豬及牛或羊，只吃很少的精製食物，甚至完全沒有。這兩組營養良好的母親所生的孩子，智力都不相上下。相反地，數百名住在維吉尼亞州諾福克、大多吃

精製食物、給予維生素營養劑孕婦所生的孩子，比沒有吃營養劑的都市媽媽的孩子更聰明。補充營養劑的孕婦，在懷孕期間的健康情形也較佳。

我們所吃的食物中，百分之九十都經過精製或加工，大量流失了營養。此外，如果過去營養不足，已經有倦怠、貧血或其他不適的情形，就必須立刻改善飲食。營養劑可以更迅速補充不足的營養。

接下來的各節，將探討你可能需要補充的營養劑。孕婦的營養改善之後，早產的情形更少，孩子會更健康，智商也較高。

⊙營養劑的處方值得採信嗎？

婦產科醫師雖然關心並想保護孕婦及胎兒的健康，所開的營養劑卻不一定切合孕婦的需要，這真是令人難以置信，然而卻是事實。藥品廠商的業務代表個個能言善道，他們不斷說服醫師們相信某些營養劑能完全供給每位孕婦所需的營養。諷刺的是，許多銷售員完全沒有受過營養的訓練。如果無法每天吃肝臟、酵母以獲得葉酸，應該要求醫師給予特別的處方。藥房所配的處方大多是因為推銷售的鼓吹，售價太高，而所提供的營養則太少。受過營養訓練的醫師們應該不為所動，瞭解營養的母親們也不應該接受此類處方。

懷孕期間購買所需的營養劑是一種如意算盤，絕不是浪費。不健康的孩子會需要更驚人的醫藥費，他們經常需要抗生素抵抗各種傳染，必須動手術矯正先天性缺陷及畸形，智能障礙的孩子到處求訪名醫，更使人心力交瘁。事前妥善的營養計畫，可以避免這些無窮盡的折磨。

⊙需要哪些營養劑

營養劑的作用是補充飲食中不足的營養，選擇食物時愈謹慎，需要的營養劑就愈少。詳實記錄你所吃的食物內容，持續七天以上，據以分析其營養價值，再與每日的建議需要量作比較，即可看出所需的營養劑。例如，如果你發現每天由食物中只能獲得六百毫克的鈣，就應該補充鈣的營養劑一千四百毫克以上。

附表是美國國家研究院建議的主要營養每日攝取量，但是仍不足以滿足母親及嬰兒所需的量，最下面兩欄分別是更適當的補充。

維生素Ｄ只能由魚肝油中獲得；維生素Ｅ的食物來源為新鮮的全麥製品及玉米、黃豆、葵花油；每天吃一到五毫克葉酸，可以有非常好的效果。

為了再一次確定所有營養都充分供給，我建議準媽媽們在受孕前及懷孕、授乳期間補充各種營養劑。例如，每天吃一顆魚肝油膠囊，供給兩萬五千單位天然的維生素Ａ及兩千五百單位天然的維生素Ｄ，就能完全補充這兩種維生素。

如果不是每天吃酵母、肝臟、小麥胚芽等食物，我建議每餐吃兩顆綜合維生素補充劑，加上十到三十毫克的維生素Ｂ６及一到五毫克的葉酸。我每天吃維生素Ｂ１、Ｂ２及

健康的母親與健康寶寶的營養素需要量

	受孕前及懷孕期間	授乳期間
熱量（千卡）	2,200	3,000
蛋白質（克）	75-90	90-110
鈣（毫克）	2,000	3,000
鎂（毫克）	800	800-1,200
鐵（毫克）	12	12
鋅（毫克）	10-15	15-20
碘（毫克）	3-4	4-5
維生素 A（國際單位）	25,000	25,000
維生素 B1（毫克）	4-5	5-6
維生素 B2（毫克）	5-10	5-10
菸鹼酸（毫克）	50	60
維生素 B6（毫克）	10-20	15-25
維生素 B12（毫克）	15	15
泛酸（毫克）	50-100	100-150
葉酸（毫克）	1-5	1
膽鹼（毫克）	1,000	1,000
肌醇（毫克）	1,000	1,000
維生素 C（毫克）	500-1,000	500-1,500
維生素 D（國際單位）	2,000-2,500	2,000-2,500
維生素 E，α-生育酚（國際單位）	200-600	200-600

孕婦每日飲食營養素的建議攝取量（RDA）

	年齡（歲）	體重（磅）	蛋白質（克）	脂溶性維生素			水溶性維生素							礦物質					
				維生素A（微克）	維生素D（D3）（微克）	維生素E（生育酚）（毫克）	維生素C（毫克）	硫胺素（毫克）	核黃素（毫克）	菸鹼酸（毫克）	維生素B6（毫克）	葉酸（微克）	維生素B12（微克）	鈣（毫克）	磷（毫克）	鎂（毫克）	鐵（毫克）	鋅（毫克）	碘（微克）
女性	11-14	101	46	800	10	8	50	1.1	1.3	15	1.8	400	3.0	1200	1200	300	18	15	150
	15-18	120	46	800	10	8	60	1.1	1.3	14	2.0	400	3.0	1200	1200	300	18	15	150
	19-22	120	44	800	7.5	8	60	1.1	1.3	14	2.0	400	3.0	800	800	300	18	15	150
	23-50	120	44	800	5	8	60	1.0	1.2	13	2.0	400	3.0	800	800	300	18	15	150
	51+	120	44	800	5	8	60	1.0	1.2	13	2.0	400	3.0	800	800	300	10	15	150
孕婦			+30	+200	+5	+2	+20	+0.4	+0.3	+2	+0.6	+400	+1.0	+400	+400	+150	A	+5	+25
哺乳			+20	+400	+5	+3	+40	+0.5	+0.5	+5	+0.5	+100	+1.0	+400	+400	+150	A	+10	+50

〔註〕A——一般美式飲食或婦女本身所儲存的鐵質，都不足以滿足懷孕及授乳期間的需求，因此建議使用30-80毫克的鐵劑。

B6各五毫克；菸鹼酸、泛酸各五十毫克；膽鹼及纖維醇各一千毫克；葉酸○・一毫克、三十毫克對胺基苯甲酸；十五到二十五毫克的維生素B12及生物素。除了葉酸，這些都是健康人體正常組織中的比例。即使在懷孕期間維生素B6的需要增加，而在壓力狀態下需要更多的泛酸，均衡仍是非常重要的。單一維生素攝取過量，持續一段時間，會使其他維生素的需要量相對增加，進而導致缺乏。仔細閱讀標示時，可能會發現許多綜合維生素的成分中，含有一百克的維生素B1、兩毫克的維生素B6，沒有膽鹼或纖維醇，這種配方有害無益。

懷孕是一種壓力，需要更多維生素C。合成與天然的維生素C的效果相同，每天吃一個柑橘類水果，和表皮白色內膜一起吃。

購買維生素E時，應該先看清包裝上的標示。

鈣的需求量大約是鎂的兩倍，可每餐後吃一、兩顆鈣（兩百五十毫克）及鎂（一百五十毫克）綜合片劑。若其中含微量礦物質及鐵，則應該與維生素E間隔八個小時以上，否則無機的鐵質會中和維生素E。上述這些營養劑，在大多數的健康食品店及藥房都可以買得到。

⊙每日食譜

以下的食譜中包含所有需要的營養。

⊙早餐

一顆橘子連同表皮白色的內膜，半個葡萄柚或其他新鮮水果
一兩匙酵母加入牛奶、果汁或強化牛奶中
視個人喜好：一兩顆蛋，炒肝臟；四分之一或半杯小麥胚芽、不加糖的優格加上未稀釋的柳橙汁、瘦肉、雞、鴨、魚類；加牛奶或奶粉煮的全麥麥片
如果體重許可，加一片全麥吐司
花草茶或咖啡代替品
一顆維生素A及D膠囊
含豐富膽鹼及纖維醇的綜合維生素B
十到二十五毫克維生素B6
維生素C片劑，兩百五十毫克以上
維生素E膠囊，兩百單位以上
鈣、鎂片劑二到三片
海藻補充劑或其他碘的來源

⊙上午及下午的點心

四分之一杯或四分之三杯強化牛奶；或優格、全脂牛奶、或新鮮的水果

⊙午餐

一到兩匙酵母，加入牛奶、果汁或強化牛奶

半杯到一杯優格，與新鮮的水果或冷凍、未稀釋的果汁一起起吃

海鮮、起司、雞鴨、瘦肉、蛋或天然的花生醬

沙拉或煮熟的蔬菜，用油或美奶滋調味

若不吃優格，則喝一杯（二三六毫升）全脂或脫脂牛奶

個人需要補充營養劑

⊙晚餐

肉、魚、雞鴨或肉類代替品；肉湯或牛奶湯

一分煮熟的蔬菜，包括綠色蔬菜如甜菜葉、菠菜或甘藍菜，最好用油調味

依個人喜好：用油調味的沙拉

全脂或脫脂牛奶、優格或強化牛奶

依個人喜好：新鮮水果
含鎂、鋅、銅、鈷及其他微量礦物質的片劑；若含有鐵，則在早餐後吃一天分的維生素E
除了維生素A及D，其餘的營養劑與早餐相同

⊙宵夜

強化牛奶、優格或全脂牛奶與新鮮水果，綜合礦物質或其他營養劑依個人需要。

上列的食譜僅供參考。其中列有各種不同的食物，可選擇你最喜歡及最需要的，其餘則不必苛求。

⊙避免垃圾食物

要生下健康的孩子，必須避免無益健康的精製食物，包括果醬、果凍、糖果、甜點、餅乾、布丁、人工水果飲料、水果香料、汽水等含糖飲料、含酒類飲料、奶精（乳狀或粉狀）、現成的麥片（健康食品店出售者例外）、加入焦糖色素的全麥麵包（精製），所有氫化的脂肪及以氫化油脂烹調的食物，如洋芋片、綜合脆片、小點心、油炸炸海鮮、氫化的花生醬、加工過的起司等，及所有以白麵粉製成的產品，如未漂白的麵粉及所謂的「營

養」麵粉、火腿、香腸、熱狗，加入硝酸鹽的醃牛肉等。

⊙在壓力狀態下

所有對身體造成損害的狀況，如感染、過敏、藥物、工作過量、睡眠不足、焦慮、腹瀉、手術、X光等，都需要比平時更大量的營養。為了彌補損害，腦下垂體及腎上腺必須分泌荷爾蒙，如腎上腺激素（ACTH）及皮質醇，產生必要的反應。一個人因應壓力的能力，取決於分泌這些荷爾蒙的能力。腦下垂體是內分泌的中樞，飲食中必須有充足的蛋白質、維生素E、維生素B、膽鹼、泛酸及維生素B2，才能維持正常的功能。腎上腺需要足夠的亞麻仁油酸、維生素A、B2及E、特別是泛酸，才能分泌皮質醇及其他荷爾蒙。實驗中缺乏泛酸的動物會使腎上腺出血、萎縮、充滿壞死細胞，無法分泌荷爾蒙。若在食物中補充泛酸，則皮質醇的分泌量會在一天之內增加，與皮質醇用作藥物治療的效果類似，而且沒有毒性。

壓力使維生素C的需要量激增。動物在壓力狀態下的需要量比平時多出數倍。維生素C會促進皮質醇的分泌與利用，並減少對於泛酸的需要。大量的維生素C與泛酸對壓力狀態下的人們，有顯著的保護作用，即使每天使用的劑量高達一萬毫克也沒有毒性。

⊙抗壓營養計畫

在懷孕期間可能感到不適，或同時承受各種壓力，所以應該實施抗壓計畫。首先必須有足以因應壓力的營養，才能保障孕婦及胎兒的健康。營養的需要量視壓力的程度而定。

只要對這些食物不產生過敏，下列的計畫在緊急狀態下有絕佳的保護效果。每三個小時一次，包括夜間醒來時，慢慢喝半杯到四分之三杯強化牛奶，每公升牛奶加一到兩個蛋；每次吃五百到一千毫克維生素C及一百毫克泛酸。壓力較緩和時，吃上述維生素C一半的劑量，每天吃六次即足夠。持續每天所需要的各種營養劑。

每天除了強化牛奶及維生素，加上四分之一磅新鮮肝臟，或一匙肝粉或十五顆膠囊；一分煮熟的綠色蔬菜，如甜菜葉、菠菜等；四分之一杯小麥胚芽。通常在三到四天之後就有顯著的改善，即可恢復正常飲食。

⊙腎上腺衰竭時

各種壓力及懷孕期間營養不足，會導致腎上腺工作過度而衰竭，嬰兒出生時會有腎上腺不足，或有裂唇等肢體缺陷。腎上腺腫大、甲狀腺萎縮、腸胃潰瘍等，都是壓力的指標。潰瘍的症狀在懷孕期間通常會消失，所生嬰兒卻會患皮膚炎、紅斑性狼瘡等。壓力包括嚴重而持續的個人壓力（尤其是婚姻不和諧），常與兒童不健康、精神失常、發育遲緩及行為異常等有密切的關聯。

所有曾經過敏或腎上腺衰竭的孕婦，都應該實施抗壓營養計畫，至少持續一個月。新鮮肝或肝粉是抗壓維生素最豐富的來源，應該每一餐都吃，每天共吃六小餐。若有消化不良或食物過敏等問題，短期間內應該每天服用消化酵素及胃酸片。若能謹慎地實施此一計畫，一個月後即可有令人滿意的效果。

⊙選擇品質良好的食物

儘可能以自然礦物質堆肥，不用化學肥料、農藥的混合土壤，自行種植蔬菜及水果，或者應該儘量購買此種土壤栽種的食物。購買合格的牛羊生乳，或是養一隻牛或羊，供應每天所需的乳品。選擇不吃含農藥飼料的肉類，購買以完整的穀類製作，在包裝上標示為百分之百的全麥麵包及麥片。這些食物經過適度的調理，即十分美味可口。

12 控制體重的技巧

有一位傷心的母親告訴我，她四歲的獨子因為嚴重智能不足，必須送到收容所。她和丈夫都是大學畢業，兩人都非常想要一個孩子。她說：「我想是因為在懷孕時，醫師要我嚴格節食的關係。但是我只有一百二十磅重。」

美國有數百萬名身心健康低於正常水準的孩子，都是因為母親在懷孕期間的飲食熱量太低所致。

⊙嬰兒的體重與健康

研究顯示，出生時重三公斤以上的孩子，比二千五百克以下的嬰兒更健康、聰明、快樂。當然也有很多例外。但出生體重較重的嬰兒，早產、死產、出生後很快死亡、畸形或腦性麻痺的情形都比體型小的嬰兒少。本書第二章提到過哈佛大學的研究，飲食非常好的母親，所生的孩子平均重三·五公斤，生產相當順利。雖然有些孕婦增加十八公斤，卻沒有人患毒血症或死產。飲食不足、體重增加少於十公斤的孕婦當中，有百分之四十四患毒血症。雖然胎兒較小，出生時平均重二·五公斤以下，但是生產的過程長並且困難。許多研究也有類似的結果。

一九七五年美國健康教育福利局公布的研究結果中，嚴重營養不良、足以危害胎兒健康的孕婦，大約占總數的三分之一。

從一九五〇年代開始，出生時體重不足的嬰兒比例持續增加。到了一九六八年，全美國的新生兒有百分之七點七體重太輕。一九七六年春季，對中上收入家庭所作的一項調查顯示，體重不足的新生兒占百分之十三點五。

美國新生兒體重太輕的比例，比其他先進國家高出百分之六十。北歐國家新生兒只有百分之三體重不足，中國大陸的比例更低。

所謂體重不足，是指足月生產（四十週）的新生兒體重不足二・五公斤。一九七二年美國健康教育福利局報告，在出生後二十八天內死亡的嬰兒當中，有三分之二體重不足。

⊙出生體重與智力

出生時體重太輕的孩子，較常發生神經性的缺陷，如腦性麻痺、癲癇、學習障礙、行為異常等。

足月出生但是體重不足的孩子，通常比早產的情形更不好。兩者都同樣會有異常的情形，但是前者異常的情形更多、更嚴重，通常孩子愈小智商愈低。若孩子太小，母親在懷孕期間又大量抽菸，所造成的傷害特別嚴重。

在第二次世界大戰期間，尤其是荷蘭及列寧格勒的孕婦，飲食中熱量、蛋白質及其他營養不足，出生數千名足月體重太輕的嬰兒。這些長得小或太小的嬰兒，多數都有程度不等的智能障礙。美國及其他地區貧窮家庭飲食中營養不足的孕婦，所生足月而體重不足的孩子，智能較低，這種情形與戰爭期間的歐洲國家類似。此外，對於去氧核糖核酸所作的研究也顯示其腦部發育不良。

許多有足夠經濟能力自由選擇食物的婦女，卻生下體重不足的嬰兒時，這些小嬰兒通常智力發展較慢。例如，體重不同的雙胞胎中，較重的孩子智商通常較高。比較一群雙胞胎時，不論早產或足月生產，體重較重的雙胞胎都比較聰明。

出生時體重的些微差異，與智商也有顯著的關聯。在一項配對的調查中，出生體重平均為三・七公斤的男孩，比出生時平均三・三公斤的男孩聰明，兩者平均的智商分別是一百二十一與七十；出生體重為三・三五公斤的女孩比出生體重二・九公斤的女孩聰明，兩者平均的智商分別是一百二十四與六十七。

我對於那些簽署《美國獨立宣言》的人士出生時的重量感到好奇。

⦿出生體重與母親增加的體重

母親在懷孕期間增加更多的體重，是獲得更重、更健康、快樂、聰明寶寶的方法。由國家健康中心贊助、數家醫院共同合作，針對一萬名新生嬰兒體重所作的研究顯示，孕婦在懷孕期間增加十公斤以上的體重，所生出的嬰兒體重較重，且早產、死產及出生後很快死亡的情形比較少，出生後第一年的發展也比較好。

約翰‧霍普金醫院的醫師們對一萬一千九百一十一個足月妊娠所作的電腦研究發現，增加體重少於十三公斤的孕婦，其中有百分之十二到十六點六生出的嬰兒太小；增加體重少於十公斤的孕婦，早產的數目增加一倍以上；若只增加四‧五公斤，所生下的嬰兒幾乎都有缺陷。懷孕前體重過輕、懷孕二十週內增加的體重少於十公斤的孕婦，所生下的嬰兒，死亡的比率是正常嬰兒的一倍。

相反的，在上述的研究中，懷孕之前重五十七公斤以上、在懷孕期間至少增加十三公斤的孕婦，所生的孩子體重均正常。不論母親原來的體重如何，新生兒的體重與母親懷孕期間所增加的體重都成正比。

執行此項研究的醫師們都異口同聲地強調：一般婦產科醫師極力控制孕婦增加的體重是不智之舉。

⊙限制體重的理由

三十年前，懷孕期間體重增加太多的婦女，患毒血症及子癇的機率較大。理由是肥胖通常缺乏各種主要的營養，也有些婦女是因為吃了太多營養的食物而增加太多重量。營養不良的胖子在懷孕期間也有同樣的問題，包括毒血症，與其他飲食不足的婦女一樣。

肥胖（懷孕之前比理想體重多百分之二十的人）發生各種疾病的機率較大。如糖尿病、慢性高血壓、血栓性疾病等。

若在孕婦懷孕期間仍然節食，增加的體重很少，嬰兒出生時的體重很輕，生產會更困難、疼痛、費時更久。有百分之五十的孕婦因為營養不良而有水腫的情形，注射人體的血清蛋白（或改善飲食）後，在一個小時內即可改善。相反地，懷孕之前體重太輕的婦女（低於標準體重百分之十），增加二十五公斤以上者不會患水腫，生產更順利，嬰兒也較大。如果飲食供給各種所需的營養，不論增加多少體重，所生出的嬰兒都不會有血毒性、癲癇、水腫等情形。

一個星期內體重迅速增加一到三公斤，可能是毒血症的前兆，絕不是因為攝取過多熱量，因為即使完全不吃東西體重也會增加。但是許多醫師仍然無法分辨體重增加是因為新生命的成長，或是因為累積過多含廢物的液體。

由知名大學的營養學教授、婦產科醫師、小兒科醫師所組成的國家科學院母親營養委員會指出，孕婦希望醫師幫助她生下健康、快樂的嬰兒，得到的指示卻常導致好的孩子嚴重營養不良。他們對愛荷華州孕婦所作的研究發現，孕婦的飲食中缺乏維生素A、C、熱量、蛋白質、鈣及鐵。婦產科醫師為了控制體重，限制孕婦的飲食，卻使孕婦嚴重缺乏各種營養，尤其是鈣、鐵及蛋白質。該委員會下了一個溫和的結論：「這項結果顯示，高級中學及醫學院都忽略了營養的問題。」

婦產科醫師建議孕婦不當的節食、限制鹽分的攝取、給予孕婦的藥物中含有利尿劑及安非他命，都有礙正常體重的增加，不但造成嬰兒太小、不健康，也導致母親諸多異常，包括血毒性。研究此一問題的醫師們不斷提出警告：「嚴格限制體重的增加是有害無益的」。他們強調，減肥並不會減少毒血症，體重增加也不會增加毒血症。

⊙體重增加的合理範圍

國家科學院母親營養委員會建議，婦產科醫師應該促使孕婦正常飲食，增加「合理的體重」約十公斤以上。沒有體重限制的孕婦，在懷孕期間平均增加約十三公斤，許多醫師都認為這是產下正常體重、健康嬰兒的合理範圍。有許多醫師建議，在孕前二十個星期內至少增加四・五公斤，然後每個星期增加一磅，總共增加十三公斤以上。

有一位婦產科醫師建議孕婦增加十到十三公斤，不吃「沒有作用」的食物。他說，孕婦必須增加這些體重，才有能力哺育嬰兒。增加的體重少於七公斤的孕婦，只能分泌少量的乳汁。體重增加數的二分之一，大約四公斤，是儲存養分以備授乳時分泌乳汁。

一般增加的體重如下：

新生兒體重	三・五公斤
胎盤	七百公克
羊水	九百公克
擴張的子宮	九百公克

血液量增加　一・八公斤
乳房組織增加　○・五公斤
體液正常增加　一・六公斤
儲存準備授乳的脂肪　約四公斤
總共應該增加的體重　十三到十四公斤

⊙節食是不智之舉

有些醫師雖然知道愈重的新生兒愈聰明，卻說只要飲食充足，在懷孕期間節食對於嬰兒並沒有害處。然而，這種說法已經證實並不正確。一九七〇年七月，美國國家研究院發表了一份有關懷孕期間限制體重的危險性報告，尤其是懷孕的少女，因為她們本身還有發育階段，對營養的需求非常高。而且她們也沒有錢，欠缺科學知識，營養可能並不足夠。一項針對芝加哥低收入懷孕少女所作的研究結果顯示，她們日常吃的食物大多是果汁汽水、洋芋片、糖果、冰淇淋、薯條、糕餅甜點等。有些人在整個懷孕期間連牛奶、蛋、起司或肉類都沒有吃過。

該項研究的結果也強調，體重太輕的孕婦（占總數的三分之一）再限制體重可能會特別危險。此外，「肥胖的婦女在懷孕期間減肥有害無益」，如果執意減肥，應該等到生產完後。在懷孕期間「減肥成功」的婦女，通常在六個星期之後又會恢復原來的體重。

懷孕期間減肥對於胎兒極為不利，以下分別探討造成損害的原因。

⊙缺乏脂肪所造成的損害

讓懷孕的母鼠吃完全不含脂肪的食物，所生的幼鼠腦部嚴重受損，學習能力顯著減退。一心想要擁有苗條身材的女士們很容易忽略脂肪。身體中每一個細胞，尤其是腦部的細胞都需要脂肪酸，而沒有脂肪即無法吸收維生素A、E，使腦部受損更嚴重。

食物中脂肪含量太低，會降低身體吸收鈣質的能力。脂肪及脂溶性的維生素D，對於懷孕期間鈣質的吸收非常重要。年輕母親本身的骨骼仍然需要礦物質，每天需要一千六百毫克的鈣質，另外四百毫克供給胎兒的需要。腸內缺乏乳糖酶而排斥牛奶的人，有礙鈣質的充分攝取，必須服用營養劑。

充分而有效地吸收鈣質，才能確保母體及胎兒的健康。因此每一個孕婦，包括肥胖者在內，每天都應該喝一公升牛奶，加上鈣鎂營養劑。

⊙血糖太低使腦部受損

限制熱量常造成血糖偏低。母體及胎兒的腦部組織，都需要糖以產生能量，血糖嚴重偏低將損害胎兒的腦部，出生後亦然。血糖太低的孕婦，即使足月生產，所生的孩子腦部發展遲緩的機率很大。對於母親採用低熱量飲食而死產的嬰兒所作的解剖研究顯示，嬰兒沒有儲存肝醣。

⊙缺乏蛋白質所造成的損害

孕婦可能會少吃蛋白質以外的食物以控制體重。然而，若熱量足，蛋白質中的胺基酸可能會轉換為糖與脂肪以產生能量，而無法兼顧胎兒的營養需要。最後的結果與缺乏蛋白質相同。除非所有的胺基酸都充足，否則腦部將明顯受損。蛋白質攝取不足，或是大量轉換為熱量，都會使血液中的胺基酸偏低，導致智力發展遲緩。

⊙丙酮的釋出與智力

吃的食物太少時，身體所需的能量大都依賴儲存的脂肪。正常情況下，能量是由脂肪與糖共同氧化而產生。脂肪單獨燃燒時，因為氧化不完全，會生丙酮。減肥的人呼吸中可聞到丙酮特殊的氣味，丙酮也會隨尿液排出，因此也可以由產前定期尿液檢查測出。

對數百名糖尿病女所生健康、足月的嬰兒作追蹤研究，分別追蹤調查孩童在八個月、週歲、四歲時的身心狀況，可以看出尿液中排出丙酮的影響。孩童母親患有糖尿病，但是尿液中沒有丙酮，與母親健康無糖尿病的嬰兒相比，身體發育較慢，智商低十分，兩者的平均智商是九一・六比一〇一・五。

患糖尿病的孕婦，由於身體缺乏利用糖所必需的胰島素，會排出丙酮。懷孕期間減肥的孕婦，飲食中避免糖及澱粉時，也會排出丙酮。在這兩種情況下，丙酮會損害胎兒身體與智力。

血糖過低，或是血液中的胺基酸被用來產生能量，無法供應胎兒的發育時，都會產丙酮。餵食懷孕母鼠不當的食物，使血液中的胺基酸偏低，會產生丙酮，所生下的幼鼠體型很小，學習能力也低。

從事此類研究的醫師因此提出警告：「對於限制孕婦熱量的攝取，有重新考慮的必要。」

⊙維持苗條的身材

老祖母們會告訴你，當年的孕婦可以隨心所欲吃東西（那時精製的東西比現在少），通常每次懷孕都會增加十三到十八公斤，所生的嬰兒接近三・六公斤重。許多婦女因此變胖，但是那時候的人們不像現在那麼介意。今昔相比，最大的不同可能是，從前幾乎每個婦女都親自授乳九個月。

在懷孕期間儲存準備分泌乳汁的重量，在授乳之後很快消失。若不授乳，這些脂肪就不易消失。嚴格的節食或服用利尿劑，雖能暫時消除這些脂肪，但是很快又會恢復。

有很多醫師表示，懷孕期間不要擔心體重，只要多吃有益健康的食物，並且親自授乳達六個月以上。授乳結束之後，體重會回復到懷孕前，甚至更輕。

有一位從小得不到關愛的小女孩，逐漸排斥親密的人際關係。為人母親之後，當她想要哺乳，潛意識裡卻產生極大的焦慮。有些婦女無法哺乳，是因為在潛意識中受到冷漠的母親所影響。這種情感上的疏離通常無法自行化解，需要心理醫師的協助。有許多母親在生下孩子之後，有一種失落與無用的感覺，出現產後憂鬱症，這在我們的社會中非常普遍。如果醫院不把新生兒集中，交給醫護人員照顧，產婦可能會覺得更被需要，而不會有沮喪的感覺。

如果母親不想授乳，又想要維持苗條的身材，最簡單的方式是每天把奶擠掉。這雖然是一件討厭的工作，但是總比日後無止盡與肥胖抗爭要好。

⊙生出冠軍寶寶

加拿大皇家維多利亞醫院的蒙特婁飲食醫藥局，在安吉娜・亨吉斯女士的指導下，指出一套幫助母親們生出健康並且體重足夠的嬰兒的計畫。食療師訪視一千四百名作為研究對象的孕婦，評估她們日常的飲食，並建議適當的食物，供給適度的熱量、蛋白質及其他營養。低收入的貧困母親們，經常生出體重太輕、不聰明，或是有先天性殘疾的孩子。經過細心照料及特別調理、補充營養劑後，也能生出健康、聰明、出生時體重達三・八公斤的足月嬰兒。研究人員不再強調「苗條的飲食」，而是鼓勵準媽媽們增加至少十公斤。許多婦女的體重太輕，她們都非常願意增加十八公斤以上。

這項研究工作成功地降低新生兒死亡率，使生產更順利，也提升了新生兒的健康。醫護人員認為，母親們還應該作產後例行檢查。他們的成果非常顯著，因為研究的對象是營養不良的孕婦，她們常在懷孕期間已經過了大半，才會去看醫師。

英國的研究人員則發現，正常的妊娠及正常的胎兒，應該強調的重點是營養，而非體重。重要的是孕婦日常的飲食及正常的心理調適。

⊙控制體重的下限

懷孕時體重太輕的孕婦，最需要控制體重，因為缺乏太多營養，必須補足本身需要的熱量及蛋白質，才能顧及胎兒的成長需要。儲存一些脂肪，防止食物及身體中的蛋白質被轉換為熱量，可以保護胎兒的腦部。體重太輕的母親必須儘快補足所需的營養，否則會有生產困難、早產或嬰兒體重太輕、生產、智力發展遲緩、肢體的缺陷等。出生時體重太輕的孩子，罹患腦性麻痺的機率比正常嬰兒高出八十倍。

每個婦女在準備懷孕之前，都應該儘量維持標準的體重。若是已經懷孕，在吃得下東西時，每天至少吃三千卡路里的營養食物，分成六餐，包括全脂鮮奶、天然起司及花生醬、全麥麵包及麥片、高熱量的水果及蔬菜、每天半杯小麥胚芽，有助增加體重。

⊙孕婦在懷孕之前體重過重

雖然減肥可能對胎兒造成傷害，但是營養好不見得需要大吃大喝，當然更沒有必要吃太多高熱量而沒有營養的食物。

每天吃六餐，每餐供給二十克蛋白質，能解除飢餓、避免過胖、有益胎兒的健康。隨心所欲吃東西的孕婦，只要每天平均攝取約一百二十克蛋白質，就能比每天攝取約七十克蛋白質的孕婦，減少約三・六公斤的重量。

孕婦每天應該攝取兩千三百卡路里以上的熱量。如果想要控制體重，必須注意三個重點：點心或正餐不含脂肪時，喝全脂牛奶；確定每天至少吃一匙天然冷壓植物油；愈嚴格限制熱量，就更應該常吃東西，避免血液中的血糖及胺基酸降低。除了每天吃六到八小餐，可在床邊放一些牛奶或水果，夜間餓醒時可以吃。

日常的飲食一樣可以參考第十一章的食譜，多吃蔬菜，嚴格避免所有垃圾食物，吃一些澱粉類食物、濃湯、脂肪及高熱量的水果。

⊙維持理想的體重

如果懷孕時體重非常標準，可以增加十公斤，但是不應該盲目地增加二十公斤。在懷孕的第二十週應該增加五公斤，然後每週約增加半公斤。如果體重在一個星期內驟增一・

四公斤以上，先不要忙著減肥，應該立刻增加蛋白質、維生素B6、C、E及所有可以預防毒血症，並有利尿作用的營養（參考第八章）。

只要有足夠的蛋白質，每天的熱量約為兩千三百卡路里，懷孕期間的飲食可以完全不變（參考第十一章）。

⊙找一位好醫師

許多婦產科醫師都過於強調限制體重，使許多體重正常增加的孕婦不敢作產前檢查。經常有人在產檢之前不敢吃東西，或服用利尿劑，導致傷害了成長中的胎兒。醫師與患者之間的良好關係非常重要，所以你應該選擇一位不會強迫你不當限制體重的好醫師。

你可以選擇醫師之前，先打電話給幾家醫院，問他們孕婦應該增加多少體重，或直接問醫師。

美國國家科學院母親營養委員會提到，從前醫師使用利尿劑、限制食鹽及以有毒的鐵鹽治療貧血所造成的傷害。因此建議：「在醫學院中改進基礎及應用營養學的課程，可以幫助醫師為孕婦提出更實際的忠告。」

目前雖然有許多研究都證實健康的新生兒不可體重過重，仍有許多婦產科醫師繼續限制孕婦在懷孕期間增加體重。此外，因為一些醫師缺乏營養的知識，排斥蛋、全脂牛奶、肝臟等食物，怕會使膽固醇升高，卻不瞭解營養不均衡也會造成膽固醇過高。

最近我聽到一位醫師說，正確的知識是醫學進步的基礎。母親們為了孩子的健康，可以說服婦產科醫師不應該嚴格限制孕婦的體重；而醫師也應該提醒準媽媽們，不要吃太多垃圾食物，以增加無謂的體重。

13 讓生產更順利

有一位朋友告訴我，她的女兒生了一個孩子。她說：「生產非常順利，陣痛只有七個小時。」

我很驚訝有人覺得陣痛七個小時「非常順利」。飲食不足的婦女陣痛時間會延長。牙醫師溫士敦・普萊斯博士（Weston Price D. D. S.）對於原始社會及現代食物對原始文化的影響，作過廣泛的研究。他說，原始部落與現代文明接觸時，最大的轉變是生產過程的效率降低，生產更困難。專為愛斯基摩人及印地安人所設立的阿拉斯加政府醫院管理員羅明格醫師（Dr. Romig）說，在他與愛斯基摩人相處的三十六年中，每次都趕不上原始愛斯基摩婦女的正常生產時間。但是新一代的愛斯基摩女孩情形已經有所改變，因為她們開始接受現代的文明與食物，有些在陣痛數天之後生不出來，才被送到醫院。

⊙鈣質減輕肌肉的疼痛

鈣質與適量的維生素D同時使用，可以減低人們對於疼痛的敏感性。因為鈣離子降低神經系統的過度興奮。例如，婦女的經痛在服用鈣質數分鐘內可以停止。從前藥物並不發達時，通常注射鈣質止痛。我常建議產婦在陣痛開始，準備到醫院待產之前，喝一杯全脂牛奶加上兩千毫克的鈣片，使許多人的生產非常順利，有些人甚至一點都不覺得痛。

維生素E也可以減少疼痛的敏感度，對於燒燙傷及蜂螫非常有效，但是否能減少生產的陣痛目前並不確知。

⊙善用含鋅軟膏

美國各地的人們普遍缺乏鋅。有人對懷孕的老鼠著手進行研究，鋅充足的老鼠可以在兩分鐘內產下幼鼠，有些甚至縮短至二十秒。相反的，懷孕期間缺乏鋅的老鼠，生產時間延長而且困難，平均為十五到七十五分鐘。其中有相當大比例的幼鼠在兩個小時內死亡，許多生產完的母鼠，經過痛苦的掙扎之後也跟著死亡，其餘則無力授乳。

美國國家研究院建議，成人應每天攝取十五毫克的鋅。懷孕期間每天增加五毫克，授乳時則增加十毫克。曾經有人每天使用七百五十毫克的氧化鋅或硫化鋅而沒有造成中毒，但較高的劑量仍需經由醫師開立處方。如果找不到每天能供給十五毫克鋅以上的礦物質營養劑，在預產期前一、兩個禮拜，可以在皮膚上如腋窩處，塗上一般含鋅的軟膏。鋅可以經由皮膚吸收。

⊙保持強健的肌肉

懷孕期是營養發揮作用的時候。飲食愈好，肌肉愈有力，生產也愈容易。如果沒有謹慎選擇食物，稍後的補救措施也有幫助。每天吃六餐，每餐供給二十克高品質的蛋白質。懷孕期間缺乏蛋白質的動物，肌肉過於虛弱，使生產過程延長並且困難。缺乏必需脂肪酸的動物肌肉無力，使懷孕的期間延長，陣痛的時間拖長，並且大量出血。血液中的鎂偏低時，肌肉也變得無力，陣痛延長。鉀對於強勁的肌肉收縮也是必要的。

維生素E是使生產容易最重要的營養素。在各種物物，包括猿猴的實驗中，維生素E缺乏最普遍的症狀是骨骼肌退化。缺乏維生素E使不飽和脂肪酸（形成細胞膜的重要物質）受到破壞，肌肉變得極度無力，不只使生產更困難，也可能延長懷孕的期間。此外，對於懷孕期間延長且生產特別困難的產婦所作的研究發現，母親及新生兒都同樣嚴重缺乏維生素E。

即使懷孕期間獲得維生素E，若同時服用鐵鹽，仍然會破壞維生素E而導致生產困難。維生素E與鐵鹽兩者服用的時間應該間隔八到十二小時。若兩者同時在消化道中，無機的鐵會中和維生素E。相反的，每天補充四百單位維生素E的孕婦，與另一組飲食中未補充的孕婦比較，肌肉更有力，生產也更順利。即使超過預產期才服用維生素E，生產也較順利，延誤的時間較少。

⦿陰道組織的彈性

在即將臨盆之前補充維生素E的另一項好處是，大幅增加陰道組織的彈性及擴張性。

腦下腺及子宮必須有充足的維生素E，才能分泌使產道極具彈性的荷爾蒙。早產兒通常不易分娩，除了嬰兒太小，另一項原因是尚未分泌此種荷爾蒙，陰道無法擴張而容易撕裂。

維生素C對於保持陰道組織的彈性有很重要的作用，缺乏時陰道組織容易撕裂，需要切開，生產時更容易出血，對感染的抵抗力降低。弗列德・克蘭納博士（Dr. Fred Klenner）是北卡州雷郡紀念醫院的主治醫師，從事維生素C的研究有三十年以上。他長久以來建議所有求診的孕婦，每天攝取十克（一萬毫克）的維生素C。每天吃一匙價格低廉的維生素C粉劑，或是在早餐及晚餐時喝維生素C溶液的婦女，肌肉非常有彈性，生產順利，出血、貧血、妊娠紋等顯著減少。

⊙額外的好處

維生素E可降低產後患疼痛性靜脈炎的機率。然而，最大的好處在於新生兒。

維生素E可以大量減少對氧氣的需求。但由於維生素E不易由胎盤輸送，早產兒特別需要補充維生素E，即使哺育母乳亦然。出生時缺氧，是嬰兒死亡、腦性麻痺、智力發展遲緩最主要的原因。此時輕微缺氧所造成的損害，包括學習及語言能力、人格特質、社會化能力等，在五歲以前並不明顯。飲食中缺乏維生素E，腦性麻痺及智力發展遲緩的情形都會增加。在許多動物實驗中，逐漸減少氧氣的供應量，直到動物缺氧而死。給予充足維生素E的動物，比沒有維生素E的另一個控制組支持較久，忍受顯著減少的氧氣而未使腦部受損。

即使母親攝取大量的維生素E，經由胎盤輸送的分量也是微不足道。在生產開始時給予三百單位的少量維生素E，可以減少嬰兒死亡及出血的機率。

生產開始所需要的維生素E量因人而異。有一項實驗是讓受測者呼吸含氧量低的空氣，直到失去意識，每天給予三百單位的維生素E之後，他們保持清醒的時間更久。每天一百單位則無明顯的效果，每天六百單位以上效果最好。

⊙最後一刻的準備工作

在即將生產之際，對於泛酸的需要量激增，原因尚待研究。充足的泛酸在生產的壓力下具有保護的作用，此時可以實施營養補充的抗壓計畫（參考第十一章），多吃含有維生素K的食物，如優格及煮熟的綠色蔬菜，可以預防新生兒出血。水果及蔬菜可提供豐富的鉀。如果你有水腫，應該攝取充足的維生素B6，嬰兒才不會水腫。

除了注意營養，孕婦應該和丈夫一起參加產前衛教課程，使生產經驗喜悅而充實。

14 努力的目標

為人父母者大都願意盡一切力量給子女最好的。卻有許多母親或小兒科醫師，沒有努力讓孩子們達到健康最大的基因潛能。

明確的目標是成功的先決要件——促使母親注重營養，幫助她們決定親自授乳或以奶粉哺充嬰兒。

我們的社區有一個「巴黎式露天咖啡屋」，當朋友來訪，我們常去吃午餐沙拉或三明治，一起坐在陽光下，共度愉快的時光。我喜歡看著孩子們，他們大多吃著糖果、甜麵包、漢堡，啜著果汁或汽水。很難得看到健康、臉頰紅潤、動作機靈、頭髮濃密而有光澤、骨骼發育正常的孩子。有許多孩子的頭長得太小，和他們的父母閒聊時得知過敏和感染非常普遍，因此經常向學校請假。老師們也說最近幾十年來，兒童的學習能力降低。

我們社區中的人們大多是中上階層，父母都大學畢業，擁有高薪的工作，孩子們則是依小兒科醫師建議的嬰兒配方奶粉哺育長大，但醫師們自己的孩子也經常生病。這些聰明、受過良好教育的醫師們，營養知識卻令人不敢恭維，但母親卻將子女的健康完全付託給這些醫師。

當我們在超級市場排隊等著結帳，可以看到父母們買了哪些東西。對於健康完全沒有益處的垃圾食物就占了一半以上。一位不讓孩子吃糖的母親，卻買了許多加了人工糖精的可樂之類含糖飲料。我看過很多嬰兒奶瓶裡裝的是果汁汽水，父母們常催促孩子快點把飲料喝完：「你自己要的，我才不想花這種錢……」。

有一位朋友告訴我，她早上很晚起來，都讓十歲的兒子自己吃早餐。她挑釁地說：「我知道你一定會不以為然。」那個孩子站在她的身邊，看起來像個皺巴巴的小老頭，身高還不及同齡正常孩子的一半。就算他吃早餐，也可能只是牛奶加麥片及甜麵包。我告訴她：「我不以為然並不重要，總有一天這個孩子會怨恨母親害他發育不良。」另外一個朋友完全不讓家人吃垃圾食物，她有一個健康漂亮的八歲兒子，她非常喜歡作菜，經常為全家人準備營養的早餐。

⊙目標的可行性

許多父母認為讓孩子們更健康，是一項難以達成的目標，因此沒有盡力去做。如果我們確實注重良好的營養，結果往往會出乎意料。有一位在第三次懷孕時，飲食與營養非常好的朋友寫信給我說：「這個孩子比較起來更健康，可愛極了。她出生時最重，但生產最順利，產後復原也最快。改善營養的效果真好！」

影響實在太大了。母親體內所儲存的營養，在第一次懷孕之後就已經消耗殆盡，所以，如果沒有補足營養，其後陸續出生的孩子將愈來愈不健康。

有一位母親寫信表達她的經驗與感想。在她應用營養之前，原以為丈夫及三個孩子們都很健康。她說：「進步真是驚人！孩子們長得更結實也更好看，頭髮更濃密，感冒及感染都不再發生；我們睡眠的時間減少，活力卻加倍。」

一位為五個兒子調理營養食物的母親，在教會聚會結束後告訴我：「真是奇蹟！孩子們都不再打架了，甚至可以心平氣和地談話。多年來我們的屋子已經鬧翻天了，現在我終於可以生存下去。」

在飲食作了少許的改變之後，健康與脾氣常會有顯著的改善。在孩子們的成長期間維持充足的營養，會長得更健康活潑。

⊙性情與營養有關

有一位研究兒童營養的醫師作了一個實驗是，在一群兒童的飲食中一次加入一種維生素。他很驚訝地說：「維生素C讓這些孩子更合群，似乎也變得快樂多了。」只要能使人們更健康，就會更合群、更快樂。然而，某些有益健康的食物也是過敏原，應該請教醫師。研究以未精製食物維生的少數民族的科學家們，不斷強調這些民族的樂天知命，即使在一天之內翻山越嶺二十哩以上，然仍健步如飛，談笑自若。

無法獲得現代化精製食物地區的人們都非常快樂。有一位朋友由遙遠的印度旅遊歸來，那裡的人們吃著自己種植的未精製食物。她說：「我以為那裡的人們都吃不飽，結果正好相反，他們都很快樂。」

雖然每個地區都有許多不快樂的人們，但我們應該瞭解到，營養的食物可以改善脾氣與性情。從嬰兒的哭鬧、孩子們的哭泣、青少年的憂鬱（這是吸食毒品最主要的原因）、各個年齡層人們暴躁易怒，都可以看出營養不良的問題。

⊙判斷的標準

人們需要一個明確的標準以判斷孩子們健康的程度。例如皮膚有光澤、眼睛明亮有神、肌肉結實、發育良好、骨架勻稱等。

孩子們發育的潛能，因不當的營養受到阻礙，比遺傳的因素更甚。有共同祖先、相同外貌特徵的孩子被分類為同一族群，這些特質是遺傳的基本準則。然而，每個孩子都是不同的個體，成長的速度不盡相同，不應該強求每個孩子都快速發育。一個因為自己的孩子比別人的孩子更早學會爬、走路、說話而引以為傲的母親，是利用她的孩子滿足脆弱的自我，而不是努力讓孩子長得最好。判斷孩子的健康標準不應該有競爭性，而是根據每一個孩子本身的潛能，衡量真正的發育情形。

讓我們看看自受孕的一刻起，營養均衡的孩子，應該是什麼樣子。

⊙理論上的期許

本書中所引用的科學研究指出，健康的新生兒應該符合下列這些情況：

沒有任何肢體缺陷；頭會抬起來，左右轉動；兩眼注視光線或明亮的物體，視線集中；睡眠安穩；很少啼哭；吸吮的動作強而有力；臉頰豐潤、牙床呈平圓的弧形，下巴呈圓弧形；臀部結實。

在滿周歲之前，一直睡得很安穩、很少啼哭、胃口很好，並且會有以下的進步：臉部的發育：豐潤，前額平整，沒有異常突出；牙床仍然為圓弧形；下巴短。

肌肉的發育：胸部挺起；第六到七個月能支撐坐起，大約六個月時身體會離地爬行；第十二到十五個月時會走路；滿周歲之前，可以扶著東西不會跌倒。

牙齒：情況不一。通常從第六個月起長出牙齒。有一個常用的公式是：月齡減六等於長牙數，在三歲以前長齊乳牙。

骨骼的發育：胸部仍然如出生時一樣隆起；肋骨未延伸接近腹部；兩腿有些向前彎曲，但是在三歲之前即逐漸恢復正常。

頭髮：在周歲之前應該長得濃密而有光澤。

皮膚：平滑，溫潤而呈紛紅色。

眼睛：黑白分明；機警；注意周遭各種活動。

性情：很早就會笑，在六個月之前會大聲笑；很少哭泣；不會哭太久，不吵不鬧，性情溫和。

在周歲之前沒有下列異常的現象：頭皮脂漏性皮膚炎、濕疹、急性腸炎、消化不良、尿布疹、嘔吐（與吐奶不同）、腹瀉、大便惡臭、便祕、貧血、感冒、黃疸、感染、鵝口瘡、過敏、發高燒、痙攣、小膿疹等。

完全不需要抗生素、阿斯匹靈、鎮靜劑或任何藥物。

如果孩子獲得充分的關愛，在成長期間不會有任何情緒問題阻礙成長。只要飲食充足，就能大致符合上述的標準。在成長期間持續充足的營養，就會有無限充沛的精力，動靜合宜。骨骼的發育和嬰兒時期的比例相同（參考第二十五章）。牙床寬廣，牙齒整齊，不會擁擠或參差不齊，沒蛀牙；性情開朗；工作或學習時都能專心；智商接近遺傳潛能。所有符合這些標準的孩子們，都可愛活潑，討人喜歡。

⊙數百萬年的傳承

愈來愈多的婦女以奶粉代替母乳，市售嬰兒奶粉沖淡嬰兒與母親的親密感，加上小兒科醫師的推波助瀾，母親們同時失去做好母親的信心，將孩子的健康交給未受過營養訓練的醫師，使健康情形每況愈下。

每位婦女都擁有一項數百萬年不變的傳承，沒有任何人能加以剝奪。這項傳承讓她們產生發自內心的本能，願意盡最大的努力疼愛與保護自己的孩子。如果想要讓孩子健康長大成人，應該善用這些本能。孩子的健康掌握在每一位母親與父親的手裡。

15 及早決定哺乳

擁有一個孩子是美妙而幸運的。全國各地都有許多準父母們參加生產講習，由丈夫協助妻子，為自然生產預作準備，避免使用可能傷害嬰兒的藥物。有些父親會在一旁協助生產，參與這項生命中愛與奇蹟的活動過程。

有一位婦產科醫師告訴我，如果一個男人有好幾個孩子，但是只參與其中一個孩子的生產過程，那個孩子一定最得他的疼愛。那位醫師希望每位父親都能參與生產的過程，那種丈夫與妻子在每一個孩子誕生時所表現出的深情，是世間最美的畫面。

有些婦女在家中生產，有些則在生產後幾個小時之內就出院回家，在這兩種情形下，新生兒都不會被抱離母親。沒有人會給糖水，導致血糖降低，甚至損害腦部。當新生兒立即由母親哺乳，可以維持正常的血糖濃度，並且保護腦部。家中較大的孩子們可以立即分享擁有新生兒的喜悅與興奮。而驕傲的父親的參與，可以使全家人更團結。這些是住院的母親所無法獲得的。

對於需要住院較久的產婦，幫助母親哺乳的母嬰同室，對嬰兒有美好的作用。自然生產、丈夫的參與、親自哺乳，對於新生兒都是非常重要的，應該慎重選擇、注意有這些認識的婦產科醫師。

⊙成功的哺乳

現代的母親們只要願意親自哺育嬰兒，大多能成功。婦女協會國際母乳會（La Leche League International）會員們都親自哺育自己的孩子，直到孩子們自行斷奶為止。她們共同探討並解決過去授乳失敗的原因，如乳房扁平、移位、乳頭裂開、乳房發炎、感染或切除，早產或剖腹生產，並克服利尿劑或口服避孕藥的副作用等各種困擾。

全美各地都有國際母乳會的分部，如果想親自哺育孩子，最好在懷孕初期就洽詢國際母乳會，共同討論育兒經驗，打嗝、糞便顏色、第一次笑、長出新牙等各種育兒問題。

生產之前參加過母乳聚會的婦女，有百分之七十都能成功哺育自己的孩子，參加次數愈多，效果愈好。對於努力嘗試親自哺乳，卻又屢次失敗而感到灰心的婦女特別有幫助。

⊙愛與安全感

哺乳除了供給營養，還有更重大的意義。那是一種母愛的表現，給孩子幸福與安全感，幫助發揮身心的最大潛能。最近我讀到一篇有關日本沖繩人民生活情形的文章，其中特別強調此一事實。在第二次世界大戰期間，當地人受到嚴重的爆炸與危害，多數居民都受了重傷，卻不怨天尤人。沒有人患高血壓、胃潰瘍，每個人都有高度忍受痛苦的能力，同時非常樂天知命。有一群醫師對這些人進行了研究，得到的結論是，這種令人羨慕的特質，可能是因為沖繩人在襁褓時期都由母親哺乳，獲得了充分的愛與安全感。

仔細觀察孩子們，可以看出哪些是哺育母乳的幸運兒。活潑外向、友善、健康、像小貓一樣撒嬌的孩子，一定是吃母奶直到襁褓時期的情緒需要完全滿足為止。

⊙準備面對阻力

想要親自哺育孩子的準媽媽經常遇到各種阻力：親朋好友、醫院護理師，甚至小兒科醫師。小兒科醫師所選擇的醫學刊物中，都是奶粉、奶瓶、消毒設備等的廣告，阻止你親自哺乳，而使業者能從中獲利。這些廣告讓醫師們相信，市售的奶粉與母乳幾乎相同，這是絕對不正確的。奶粉銷售員關心的是業績，不是孩子的健康，他們不斷重覆廣告上的論調，使未受過良好營養訓練的醫師們信以為真。此外，小兒科醫師們給婦女配方奶粉，卻不幫助她們親自哺乳。國際母乳會則會協助各地婦女哺乳。

如果想要親自哺乳卻不知如何做，應該選擇支持哺育母乳的小兒科醫師。如果一個醫師自己的孩子都不吃母奶，很難幫助產婦解決授乳的問題。你也可以找一位有哺乳經驗的母親，請她幫忙解決一些基本的問題。

⊙好處多多

健康的母乳比任何奶粉的營養價值都要高，這是毫無疑問的。其他的好處還有：不用清洗及消毒奶瓶、半夜不必起來沖牛奶、方便、溫度適中、隨時可以餵奶。餵奶變成休息的時間，可以看看書報，或打電話和朋友聊天；不必花錢買奶粉；半夜餵奶時，可以把孩子抱進被窩裡，兩個人在一起很溫暖。此外，親自哺乳的母親們子宮恢復較好，與孩子有一種特殊的親密感。

授乳是「把嬰兒交給母親」，相對地，每個人都可以用配方奶餵你的嬰兒，因此哺乳給母親們一種很大的成就感。最重要的是，嬰兒與母親之間會更親密。哺育配方奶時，由母親將嬰兒抱在手上，依偎在母親的懷裡喝配方奶，也能產生這種親密的感覺。

⊙是否親自哺乳

國際母乳會指出，不應該勉強任何不願意哺乳的母親親自授乳。我欣賞這種成熟的態度，但是並不贊成。如果你尚未決定，請放開心胸，考慮親自哺乳，至少一段時間。

這些年來，我聽到數百名婦女後悔沒有親自哺育孩子。「我真的很想自己哺乳」，但是有些人的親友、護士或醫師不表贊同，也有人因服用利尿劑，或是新生兒喝了太多糖水而不想吸奶。如果有人能適時予以協助，這些婦女都能如願為孩子哺乳。有一些婦女非常後悔用牛奶哺育孩子，當她們有了另一個孩子，就讓他吃母奶，直到自動斷奶為止。

哺乳母乳的孩子很少人會過敏，而喝牛奶的孩子則有十五分之一會過敏。昨天我看到一位母親，她十四歲的女兒自嬰兒時期就有氣喘。我問她花在氣喘的醫藥費大約有多少，她毫不猶豫地回答：「至少一萬五千美元，可能不止。」我想她會希望當年有人能勸她親自哺乳。

每年有兩萬名健康的嬰兒猝死，哺育母乳的嬰兒則似乎較少發生。哺育母乳的好處真是不勝枚舉。我們的社會需要更快樂、情緒穩定的孩子，及更滿足的母親。

⊙自己作決定

有三位年輕的母親都曾經要親自哺乳，但其中一個服用口服避孕藥，另外一個認為自己的乳頭過於凹陷，第三個則因為母乳分泌減少而太早給核子固體的食物。如果她們能在懷孕之前預先作準備，閱讀相關書籍，現在每個人便都能親自哺育孩子。

在問題發生之前，預先知道解決的方法，才能成功授乳。

16 哺育母乳好處多

對於一千九百零四所醫院、每年共誕生五十萬名嬰兒所作的調查指出，這些嬰兒當中，帶回家哺育母乳的不到百分之十六，而這些少數餵母乳的嬰兒當中，大部分也都有餵幾個星期的配方奶。母親們認為哺育母乳沒有什麼好處，因為嬰兒奶粉和母乳一樣好。散布這些錯誤訊息的小兒科醫師診所裡，經常擠滿了不健康的孩子，等著打抗生素或抗過敏藥劑。所幸哺育母乳的母親人數已經逐漸增加。

⊙情感的需求會持續一生

曾經對營養作過研究的醫師強調母乳的優越性，哺育母乳對於孩子身心的影響同樣重要。在九個月的孕育過程中，胎兒在充滿母親心跳、脈動、體溫、氣息的環境中成長。出生後立刻進入一個陌生的世界，渴望找到熟悉的心跳、脈動與母親溫暖的氣息。

嬰兒靠著母親溫暖軟的肌膚，搜尋母親的乳房，由這種首度的人際接觸，產生莫大的愉悅，也開始學習生而為人。與母親持續的關係，給嬰兒一種安全感、鼓勵及愛。

有一位傑出的心理分析家曾經告訴我：「現今我們文化中最具破壞性的因素，是那些阻止母親以母乳哺育小孩的力量。」他指出，剛出生的小袋鼠只有一吋長，可以爬過幾呎高尋找母親的乳頭；這種本能使一吋高的小生命完成危險的旅程。

法蘭斯・康福（Frances Cornford）所作的《新生兒之歌》，生動地描述這種本能：

在我二十吋大時，
聽不見小鳥的歌唱；
朝陽的光輝，
刺痛我的眼睛；
愛憐的眼神，輕柔的呢喃，
不再介意陽光或鳥兒，
我吸吮著母親的乳頭，
安適地休息。

前一章曾經大略介紹過哺育母乳的好處，現在我們看看科學家們有什麼發現。

⊙孩子長得漂亮

我在東方及歐洲地區都經常看到長得漂亮，笑咪咪的嬰兒，幾乎每個孩子都很漂亮。相反地，在美國，憔悴、蒼白、沒有一點笑容、狹長的嬰兒臉使我難過極了。其他國家大多以母乳哺育嬰兒，東方的孩子們在斷奶之後即不再喝牛奶，歐洲的孩子們則自然斷奶。

容貌與骨骼的發育有很大的關係，因為骨骼的發育決定臉形及體形。母乳中的鈣質最容易吸收，所以吃母奶的孩子骨骼發育較好。窄小而緊縮的臉、擁擠的牙齒、凸起的前額、幾乎沒有下巴、圓肩膀、胸部凹陷，這些都是鈣質吸收不足所造成，會影響一個人的外觀。現在的美式飲食大多是精製的食物，造成我們的後代牙床畸形、牙齒過於擁擠。

在一項研究中，仔細測量三百二十七個人的臉部骨骼，發現骨骼發育的情形與哺育母乳的時間長短有關。從來沒有吃過母乳的人，臉部的發育最差；只吃過三個月母乳的人，比完全沒有吃過的人好一些。吃母奶的時間愈長，臉形的發育愈好。這些科學家們強調，即使超過二十五歲，吃母乳的優點仍然很明顯。他們的結論是：「出生後六個月內吃母乳可以決定日後的臉形。」他們指出，除了母乳本身的營養，吃母乳的孩子必須用力吸吮，臉部的肌肉運動量大，也比喝牛奶的孩子發育得更好。

⊙未來的運動員

哺育高品質的母乳六到九個月以上的嬰兒，可以自己抓住一根單桿，具有運動員的資質。寬廣的胸部能容納更大量的氧氣；挺直的鼻樑，使呼吸更為順暢，這種優勢終其一生都受用無窮。

⊙解決減肥的問題

哺育母乳的嬰兒，可能和喝牛奶的嬰兒一樣重，但是其中肌肉、主要的器官組織及骨頭所占比例較大。完全吃母乳長大的嬰兒不會嚎啕大哭，長大之後也不會過於肥胖。因此，應該鼓勵以母乳哺育嬰兒。因為哺育母乳逐漸式微，而美式食品中大都是精製的食物，肥胖即成為一項惱人的問題。八百萬美國人身上有太多的贅肉。此外，哺乳可以促進正常的子宮收縮，解決母親產後減肥的問題。

⊙降低感染可能性

開朗健康的孩子是父母無上的快樂，而照顧生病的孩子則是最大的焦慮。許多研究顯示，哺育母乳的嬰兒比喝配方奶的孩子更健康。一九八〇年代，針對兩萬名未滿周歲的嬰兒所作的一項研究指出，喝配方奶的嬰兒比哺育母乳的嬰兒感染的機率多二十倍，症狀也更嚴重，死亡的人數則多出十倍。受到感染的嬰兒當中，百分之九十六點七喝配方奶，只有百分之三點三喝母乳。

對於一千五百名患病嬰兒所作的類似研究發現，其中喝配方奶比喝母奶的嬰兒多出四倍。即使只以母乳哺育六個星期的嬰兒，抵抗力也比喝配方奶的嬰兒多兩倍。而喝配方奶的嬰兒感染的情形比喝母奶的嬰兒嚴重得多。一項針對加拿大愛斯基摩人的研究結果指出，以母乳哺育至少一年的嬰兒當中，患慢性中耳炎的比例，是喝配方奶嬰兒的八分之一，呼吸道感染的情況也比較少。

哺育母乳的嬰兒，消化道感染的情況，不會嚴重到引起腹瀉或必須住院，這些都是喝配方奶嬰兒常見的情形。有一位小兒科醫師對於罹患腸炎的嬰兒數量之多感到驚訝。經過調查發現，哺育母乳的嬰兒，罹患腸炎後的存活機率比較高。根據紀錄，比例是六比一。

⊙自然的免疫力

當母體受到感染或罹患疾病，肝臟會產生抗體。抗體會在血液中循環，與病毒、細菌結合將其摧毀。母乳於母體血液循環經過乳腺時形成，含有適當比例的人類抗體與血清。當授乳的母親接受各種預防注射，會立刻刺激本身產生抗體，母乳中的抗體也會增加，以對抗各種疾病，如小兒痲痺。

一個在周歲以前都是吃母乳的幸運兒，就能持續獲得抗體，獲得對抗各種疾病的抵抗力，亦即母親所給予的免疫力。這些是配方奶中無法獲得的。

雖然統計數字證據確鑿，仍然有小兒科醫師信誓旦旦地強調人工營養嬰兒不容易受到感染，這種論調很容易被拆穿，因為幾乎找不到一個滿周歲而沒有用過抗生素的人工營養嬰兒。

⊙好的開始

健康的孩子比生病的孩子更容易照顧。即使不為孩子，為了你自己，也要儘量讓孩子在出生五天內獲得初乳。初乳的營養價值極高，未獲得初乳的嬰兒已經居於劣勢。許多產婦都分泌大量的初乳，可用手擠出來冷凍備用。如果不再想要親自哺育孩子，給孩子初乳可以節省醫藥費，照顧孩子也可以省很多力氣，避免孩子生病時忙得焦頭爛額。

初乳中所含的蛋白質，比後來分泌的母乳高出三倍，糖及脂肪的含量較少，灰質、鈉、鉀、及氯、球蛋白等含量也比較高。初乳中含有豐富的抗體，可以保護新生嬰兒對抗腸炎的感染。即使親自哺乳的時間有限，對新生的寶寶而言，初乳仍算是一項額外的禮物。

⊙未知的過敏

完全以母乳哺育超過六個月以上的嬰兒，很少發生過敏。一項對一千三百七十七個過敏兒童所作的研究指出，嬰兒哺育母乳的時間愈短，過敏的機率愈高。有些醫師甚至認為，過敏逐漸增加，與哺育母乳的人數逐漸減少有關。相反地，如果一個孩子哺育母乳的時間很長，即使父母都曾經過敏，孩子也很少會發生過敏。

完全以奶粉哺育的嬰兒，比曾經哺育母乳的嬰兒，罹患過敏性濕疹的人數多四倍。一項對於三百名四到十四歲過敏兒童所作的研究指出，在哺育母乳期間，沒有一個孩子發生濕疹。原先以母乳哺育的孩子，在停止哺育母乳之後曾發生濕疹。其中百分之三十在改喝牛奶之後發生濕疹，但是百分之七十則延後數個月或數年。

⊙加熱的損害

南加州醫學院的法蘭西斯·波特吉博士（Dr. Framcos M. Pottenger, Jr.）指出，生乳比經過煮沸、消毒、殺菌、乾燥的奶粉好處更多。他用貓來作實驗，喝生乳的小貓長得健康、漂亮活潑、骨架勻稱、毛色光澤。相反地，喝加熱牛奶的貓常受到感染，胸部及鼻子發育不良，並受到扁蝨、寄生蟲的侵擾，牙齒彎曲不規則，擠在狹窄的顎骨內或是向外突出，整個臉形顯得又小又窄。

再經礦物質分析顯示，喝生乳小貓的骨骼中含有百分之十二到十七的鈣質，第二代則含有百分之一點五到三的鈣。小貓的骨骼像海棉橡膠一樣，多乳疏鬆並且容易折斷。只餵食加熱食物的懷孕母貓，生產時非常困難，很多小貓及母貓在生產時死亡。吃加熱食物的貓，甲狀腺、腎上腺及性腺發生異常，性慾減退，雄貓中有百分之八十三變成不孕。牛奶加熱的時間愈久，溫度愈高，這些動物的異常現象愈多。

加熱過的牛奶有很多缺點。加熱使其中的礦物質不易溶解，許多有益的酵素，尤其是有助於骨骼發育的磷酸酵素，會因為加熱而受到破壞；牛奶中有益健康的不飽和脂肪酸，遇熱即改變成分；生乳中的荷爾蒙，尤其能預防過敏的類固醇，遇熱即失去作用；部分必需胺基酸也被破壞，因此未經加熱的生乳最好。

⊙哺育母乳的其他好處

小兒科醫師常忽略哺育母乳的好處，例如，哺育母乳的嬰兒，腸內細菌能製造足夠的維生素B；糞便不會有惡臭；母乳含較多的維生素C，維生素E比牛奶多四倍。與牛奶比較，母乳中鈣與磷的含量較低，這是非常重要的，因為尚未發育完全的小腎臟，無法處理過量的礦物質。母乳中鈉的含量只有牛奶的三分之一，這是對一生健康都受用無窮的優點。

⊙造成混淆的原因

各大嬰兒奶粉公司每年投資鉅額的廣告費促銷產品，小兒科醫師受到廣告的洗腦，建議以較不理想的人工營養取代母乳。如果醫院要求小兒科醫師修營養學，這種不合理的情況即可改觀。

如果現在你決定親自母乳寶寶，放鬆心情，你一定會成功。不要讓任何人或任何事情動搖你的決心。

17 維持高品質的母乳

曾經研究過世界各原始部落的著名人類學家瑪格麗特・米德（Dr. Margaret Mead）博士說，她沒有聽過一個原始民族的母親無法哺育自己的嬰兒。

哺育母乳是否成功的主要關鍵在於嬰兒吸吮的次數。支持母乳的醫師認為，自嬰兒出生開始，即使母親仍然留在產房，也應該儘快把嬰兒放到母親胸前。嬰兒吸吮的母乳愈多，分泌的量愈大。

吸吮是刺激乳汁分泌最重要的因素，一旦受阻則哺乳容易失敗。例如，醫院的護士讓嬰兒喝太多糖水，造成嬰兒昏昏欲睡，不再努力吸吮。新生兒容易暫時血糖偏低，餵食葡萄糖可使血糖立刻升高，刺激尚未成熟的胰臟。新生兒的第一份食物應該是初乳，即乳房中最初分泌的液體，其中糖的含量很低，而蛋白質的含量豐富，所以要儘量要求婦產科醫師或小兒科醫師不要給嬰兒糖水。心情愉快輕鬆的母親，才能成功哺育寶寶。一個過度忙碌、沒有耐心、憤怒的母親，沒有時間讓孩子刺激乳汁的分泌。

⊙經常吸吮有額外的好處

我開始寫這本書時，參考了幾則令人難以置信的醫學報告。新幾內亞的婦女，自己不懷孕生子，而是領養別人的嬰兒，但讓孩子儘量吸奶，也能分泌足夠的乳汁餵飽嬰兒。另一則是關於西西里島的農婦，她們自己沒有懷孕，卻能夠哺育嬰兒。

我也聽說過許多成功哺育領養嬰兒的例子，其中有一名婦女曾經哺育過自己的孩子，但大部分都未曾懷孕。這些婦女耐心地把嬰兒放在自己的乳房前，同時在手肘上夾著一杯溫牛奶。當孩子厭煩不想再吮，就用滴管將牛奶滴在乳頭上。通常在十天到兩個禮拜之後，就會開始分泌真正的乳汁，此後乳汁的分泌量迅速增加，不再需要牛乳。有一位沒有懷孕過的婦女告訴我，在第一個月結束時，她每天有九百多克的乳汁，並且源源不絕，直到孩子在兩歲時自動斷奶為止。

在寶寶出生時沒有及時哺乳，但是其後想要親自授乳的婦女，也可以使用同樣的方法。這些婦女不敢哺乳，是因為在醫院裡服用利尿劑，或是嬰兒早產，必須放置在保溫箱內。有些母親因為剖腹生產、靜脈炎或其他疾病而無法及時哺乳。在這些情況下，可以每天用手擠出乳汁給寶寶吃，或是冷凍備用。

很多親自為寶寶哺乳的母親，在孩子開始吃固體副食品之後，乳汁很快中斷。我勸她們先不要讓孩子吃固體食物，只喝母乳，孩子一餓就餵奶。三天之內專心哺乳，每位婦女都能有足夠的乳汁餵飽孩子。很多嬰兒一再換配方奶的品牌，卻仍然消化不良或過敏，無法適應。此時，即使寶寶已經到了四、五個月大，從來沒有吃過母乳，如果母親願意，仍然可以分泌出乳汁。國際母乳會的刊物中報導過許多偉大的母親，成功地同時餵兩個孩子，或是雙胞胎哺乳，完全不需要補充配方奶。

經常吸吮可以維持充足的乳汁分泌及母乳的高品質。

⦿提昇母乳品質

母乳的品質及分泌量依母親的飲食而定，有時候不一定優於調配得當的奶粉。我常聽到美國婦女停止哺乳，是因為乳汁過於稀薄，寶寶不想吃，小兒科醫師也說乳汁的品質不良。除了初乳，好的母乳都不太濃，其中所含的維生素B2使乳汁略呈藍色。和吃嬰兒奶粉（含糖量太高）的胖嘟嘟嬰兒比較，哺育母乳的嬰兒長得慢，但是更健康，而不習慣看到真正健康寶寶的小兒科醫師，卻誤以為發育不良。只要母親吃得好，母乳的品質一定非常理想。

母親所攝取的蛋白質、不飽和脂肪酸、礦物質及維生素等營養愈多，母乳中的含量也愈高。例如，母親補充維生素B6之後，乳汁中的含量增加四倍；每天服用兩萬五千單位的維生素A，乳汁中的含量也會大增，若劑量太低則效果有限。每天至少補充三百毫克的維生素C，乳汁中的含量才足夠寶寶的最低需求。母親曬太陽的程度，對乳汁中維生素D的含量也有影響，哺育母乳的寶寶很少患軟骨症。

牛奶中不含維生素E，僅含少量的維生素K。若母親飲食中兩者的攝取量充足，且腸中有能合成維生素K的有益細菌，母乳中兩者的含量就會非常豐富。有些母乳中不含維生素K，若母親多吃高麗菜、綠花椰或菠菜等兩種豐富的來源，或是吃大量的優格，母乳中就能開始供給維生素K。如果母親不吃鐵鹽，則母乳中維生素E的含量與母親的攝取量會成正比。由肝臟、蛋、酵母及小麥胚芽中所供給的鐵質，不會損害維生素E。

一般母乳中維生素B的含量，無法充分供給嬰兒的需要，而是優先滿足母親的需要。如果授乳的母親每天吃酵母、小麥胚芽、肝臟等，母乳中維生素B的含量將顯著增加。嬰兒腸內細菌所合成的維生素B是最可靠的來源，嬰兒腸中的乳糖能刺激有益細菌繁殖，合成多種維生素B。

母乳及牛奶中僅含少量的鐵質，但是母乳中的鐵質比牛奶更容易吸收，足以供給足月的嬰兒所需，直到比出生時的體重增加三倍為止。

如果母親的飲食營養不足，乳汁中也無法供給養分。鈣與磷例外，因為可以由母親的骨骼中分解出來。許多研究顯示，授乳的母親經常會鈣質失衡，即由乳汁、尿液及糞便所流失的鈣質，多於飲食中所攝取的數量，不足的部分則由骨骼中分解出來。另一方面，若母親由牛奶、起司或營養劑獲得充足的鈣，則可以保護本身的牙齒及骨骼，乳汁中的鈣質也會略微增加。婦女在授乳時鈣質的需要量最大。

吃精製的澱粉及糖，會增加乳汁中飽和脂肪酸的含量，並改變脂肪酸的比例。一項對授乳母鼠的研究顯示，其乳汁中含有大量短鏈脂肪酸者，哺乳中幼鼠的死亡率增加，腦細胞的數量減少。

授乳母親的營養需求比懷孕期間更大（參考第十一章）。維生素B的需要量增加，常會有倦怠、情緒不穩定、沮喪等症狀。鈣質的需要量也增加，另外每天至少要增加五十克的蛋白質。

每天所需的水分約三公升。每天喝一公升以上的新鮮牛奶或強化牛奶，可以補充鈣質及水分，增加乳汁中蛋白質及維生素的含量。

懷孕及授乳期間所需的能量比平常更大。一項對嚙齒類動物所作的繁殖研究發現，懷孕期需要增加百分之二十的熱量，授乳期間則要增加百分之九十。國家研究院建議婦女在懷孕期間，每天增加三百千卡的熱量，而授乳期間則增加五百千卡；聯合國農業組織則建議授乳期間增加一千卡的熱量。

啤酒可以刺激乳汁的分泌，因為其中含有酵母，因此能供給維生素B、蛋白質及水分。有些進口啤酒中每二五〇毫升中含有兩匙酵母，但是精製的美式啤酒只能供給熱量。如果不會對食品酵母過敏，其中含有百分之四十的蛋白質，並能供給維生素B，通常是液體，可以代替傳統的啤酒。

幾年以前，我的鄰居有一位女士把自己的乳汁送給醫院。她每天吃三匙酵母，餵飽自己的孩子之後，還可以擠出近一公升的乳汁。她厭惡酵母的味道，但是一天不吃酵母，隔天就沒有乳汁可以擠。

寶寶開始吃固體食物之後，乳汁的分泌量幾乎立即減少。許多研究顯示，六個月以內的寶寶應該只餵母乳，不要吃其他任何食物。

⊙母乳的剋星

過去曾有報告指出，母乳中殺蟲劑和農藥的含量高於牛奶，使得授乳的母親人心惶惶，但此並不足為奇，因為食物中農藥的含量增加，肉食動物比草食動物體內含有更多的農藥，所以無需因噎廢食。如果擔心毒性，授乳前及授乳期間，可以減少動物性脂肪的攝取量，以控制母乳的成分。多吃以草料餵食的動物肉類，減少以穀物飼料餵食動物的肉類，避免吃肥肉。日常飲食中多吃低脂肪的食物，如脫脂牛奶、起司及優格。為了彌補缺少的動物性脂肪，可以增加植物油中的脂肪，如酪梨、堅果及種子油等。

在靠近岸邊的淡水與鹹水交界處，曾經發現有害的工業碳氫化合物（有機溶劑）。所以，體形不大、不太接近岸邊的鹹水魚是比較好的食物，如鱈魚。

⊙授乳期間的飲食

授乳期間的飲食與懷孕時大致相同，但每天需要五百到一千卡的熱量、五十克以上的蛋白質，所以可以儘量多吃肝臟、小麥胚芽等；喝全脂奶粉，每天增加一又二分之一公升，最好準備強化牛奶，每一公升含半杯非即溶脫脂奶粉（參考第十一章）；每天一匙肌醇，可以加在強化牛奶中，在乳汁分泌正常之前，每天哺乳之前喝一小杯強化牛奶。

你可以依照第十一章的食譜準備菜單及營養劑，加上均衡的鎂（參考第十章）。每餐飯後、睡前及點心時間，用一杯全脂牛奶或強化牛奶及服兩顆鈣鎂混合片劑。一個授乳的母親若還要兼顧家務瑣事，並照顧其他孩子，所需要的熱量與一個全天的勞動者不相上下。熱量太少會使乳汁分泌減少，必須消耗食物及身體中的蛋白質以產生能量，造成蛋白質不足。雖然熱量的需要增加，但並不是多吃垃圾食物的藉口，你所吃的每一種食物都應該有益健康。多吃全麥的麵包及奶油，準備完全不加鹽的堅果，放在隨手可及的地方，作家事時可以當點心吃。點心時間吃起司加蘋果或香蕉，將酵母加在果汁或強化牛奶中，放在隨手可及的小茶几上，隨時喝一口。

⊙增加飲食的質與量

操勞過度、無法獲得充分的休息、情緒沮喪、太多親戚來訪等，都會使哺乳的母親乳汁分泌量減少。如果你覺得自己的乳汁不夠讓寶寶吃飽，只要增加餵奶的次數，每次讓兩邊的乳房都吸乾為止。口渴時可以喝水，維持乳汁的分泌量。不要讓寶寶吃奶粉或固體食物，否則會很快終止你的哺乳。

成年婦女分泌一公升乳汁時，大約需要九百卡路里的熱量。授乳的母親每天應該增加二十克的蛋白質，三杯到三杯半的全脂牛奶可以供給所需的蛋白質。對牛奶過敏的人，可以改吃優格、冰淇淋、起司等乳製品。為了滿足維生素C、維生素E、葉酸等所增加的需要量，可以多吃柑橘類水果、冷壓植物油（液體）、肉類或肉類代用品。

⊙休息與睡眠的好處

許多母親都認為操勞過度、疲倦甚至缺乏睡眠，會使乳汁的分泌減少。然而，只要飲食充足，即使工作消耗非常多體力，仍然不會影響乳汁的分泌。前述的年輕母親即是一例，她每天都必須外出為人作清掃的工作，我曾經是她的客戶。她必須早起消毒奶瓶，先餵飽自己的孩子，再擠出剩餘的乳汁。此後她要拖地、洗窗子、作各種粗重的家務雜事。只要她吃酵母，就能有充足的乳汁，隨時供應自己的孩子，還有剩餘可以送給別人。

早期美國的移民婦女必須哺育許多孩子，還要作許多工作，辛勞程度不下於現代忙碌的母親們。因為當時沒有精製的食物，所以她們大多能勝任愉快。水果及蔬菜匱乏之時，她們多半是吃肉類及未精碾的穀類所製成的麥片與麵包。

一個人工作愈繁重，睡眠愈少，所需的維生素B愈多，與消耗的能量成正比。授乳時也需要大量的維生素B，略有欠缺即很快導致倦怠及乳汁減少。

充足的休息當然絕對必要。在給寶寶餵奶時可以躺在床上；暫時放下比較不重要的家事；烹調儘量簡單；把自己放鬆得像一團棉絮；不要理會那些使你厭煩的親友；充耳不聞那些打擊你信心的建議。休息愈充足，所需的維生素B愈少，在晚間時有更多的乳汁可以哺育寶寶，使寶寶在晚上睡得更安穩。

⊙乳頭裂開、疼痛、感染

任何一邊的乳房輕微紅腫，都應該立刻看醫師。國際母乳會的義工小兒科醫師建議，若乳頭裂開、感染或發生膿腫，應該讓孩子經常吸奶，就不會吸吮得太劇烈。這些醫師指出，嬰兒由裂開乳頭所吸到的血液並不會造成傷害。通常乳頭裂開、感染、膿腫，幾乎都是乳腺中有累積剩餘的乳汁，若寶寶在吸奶時能將乳汁全部吸完，在兩、三天內即可痊癒。若不再讓寶寶吸奶，乳腺繼續阻塞，疼痛感染可能持續數個星期。不論感染的原因為何，都應該立即改善飲食。

最迅速的恢復方式是，在症狀出現時即實施抗壓營養補充計畫，至少持續三天，通常可以迅速恢復，不會影響哺乳。

市售的「精純的嬰兒油」即礦物油，絕對不可用來擦裂開的乳頭（或嬰兒）。寶寶可能會吃到礦物油，導致缺乏維生素A、D、E及K。應該使用較安全的植物油。

⊙何時應該斷奶？

這個問題的答案非常簡單，只要你和寶寶都樂於哺乳，即無需斷奶，沒有一定的時間。只哺乳一個星期也聊勝於無，兩個月當然更好。能吃母乳持續九到十個月的孩子真的是幸運兒。最好是讓寶寶自行斷奶，大約是滿一周歲時。有些孩子到了三歲還喜歡一天吸一次奶。或是在斷奶後，看到較小的弟弟妹妹吸奶，還想再吸奶。有一項對於兩萬兩千名嬰兒所作的調查顯示，在一九一一到一九一六年間，有百分之五十的嬰兒在一歲時仍然吃母奶。以前的孩子斷奶的時間大約在兩歲到三歲之間。只要你願意，可以繼續讓孩子吃母奶，因為那是你自己的事。

能夠自行斷奶的孩子，有一項明顯的特質，即自小獨立性強，不需要大人盯著，並且能自得其樂。感情上的需要已經獲得滿足，因此能將興趣轉移到其他方面。

享受哺乳的快樂時光。能夠享受哺育寶寶樂趣的時光是很短暫的，因為孩子很快就長大了。每一個新的成長階段都是非常奇妙的，小寶寶的撒嬌、你與寶寶交流的溫暖與親密、襁褓時期的種種可愛都稍縱即逝，要把握這段珍貴的時光。買一把舒適的搖椅，不論你的歌聲多麼荒腔走板，學一些搖籃曲。你將發現為人母親的快樂，值得一生珍惜。

18 讓寶寶吃得好

人工營養中的營養價值，多半取決於所使用的奶品型態而定。我們分別就各種不同的情況加以探討，幫助你作最適當的選擇。

⊙人乳

如果你無法親自哺育孩子，可以考慮別人的乳汁，尤其是孩子早產或不夠健康。每天一瓶人乳即可刺激腸內有益細菌的繁殖，並供給人類的抗體，增加寶寶的抵抗力。餵人乳的量愈多，時間愈長，孩子愈健康。餵人乳的孩子，因為獲得免疫力，可提升對各種細菌性疾病，如破傷風、百日咳、肺炎、白喉或是水腫、感冒、小兒麻痺等各種疾病的防預力。但仍要依照小兒科醫師的指示為寶寶作預防注射。雖然取得別人的乳汁較不容易，但是考慮以後的抗生素、藥劑等孩子的醫療費用，仍然非常划算。

從前無法自行哺乳的母親，常會雇請奶媽，即有充足的乳汁，卻無需哺育孩子。在未開發地區，雇請奶媽的風氣非常普遍，現在情況已經改觀。工業時代婦女到工廠工作可以賺更多的錢，願意當奶媽的人就非常少了。即使請不到奶媽，美國有一種母乳銀行可買到乳汁。

⊙合格的生乳

新生兒哺育牛奶，是造成鐵缺乏的原因之一，有許多例子證明，過量的牛奶導致鐵缺乏，原因仍有待探討。生乳導致腸內微量出血，看不見的血液隨糞便流失。檢查糞便即可發現流失的血液。

⊙羊奶

臨床實驗顯示，羊奶是一種非常好的嬰兒食物，足以供給各項營養。羊奶中含有豐富的菸鹼酸及脂肪，比牛奶更容易消化。但有些人會發生過敏而無法適用。

⊙酸乳或乳酸菌奶

含有乳酸菌的牛奶好處很多，應該多利用。乳酸將凝乳分解為更小更容易吸收的顆粒。無法適應乳糖的新生兒並不多，不喜歡喝牛奶的嬰兒可以用乳酸菌奶取代，因為其中乳糖的含量較低。

乳酸菌優酪乳能幫助消化道中的有益細菌達到正常數量，有助於解除因葡萄狀球菌、大腸菌所引起的消化不良、腹瀉。有些小兒科醫師並不贊成採用乳酸菌優格，因為可能導致酸血症。

⊙低溫殺菌牛奶

殺菌過的牛奶，加上優格菌種、乳酸菌或幾匙不加糖的優格，可以調製成令人滿意的嬰兒食品。但是在殺菌的過程中，酵素、荷爾蒙、維生素C及數種維生素B，特別是葉酸及泛酸，都已經受到破壞。

過去幾年來，嬰兒奶粉中的蛋白質、碳水化合物、脂肪及礦物質已經逐漸接近母乳，以脫脂牛奶混合無礦物質的乳漿調製成。瑞典國家健康福利局推薦一種自製的母乳代用品，幾乎與市售嬰兒奶粉的營養價值相同。下頁附表中列出母乳及歐美國家常用的一些母乳代用品主要成分。

低溫殺菌而未經消毒的牛奶，對於健康的新生兒通常是安全的。如果冷藏設備不良，特別是在炎熱的氣候下，細菌繁殖的速度驚人，仍然需要消毒，尤其是給生病或月齡非常小的嬰兒食用時。煮過的牛奶表面浮渣包含有價值的蛋白質、乳清蛋白，不可棄置，否則營養價值將大減。將以低溫殺菌的一天份牛奶放進沸水中蒸煮，同時消毒奶瓶、奶嘴等，就不會流失蛋白質。煮過之後，應該用消毒過的湯匙加入一匙乳酸菌攪拌均勻。

低溫殺菌的牛奶為未均質化，較均質化牛奶更好。均質化是使用攪拌器將牛奶以壓縮的空氣噴灑出來，在過程中會破壞相當數量的維生素A。紐西蘭的一項研究顯示，哺育均質化牛奶的嬰兒，在三到六個月時，血漿中的膽固醇會增加。在五歲時進行研究顯示，他

人乳、牛奶、濃縮牛奶及家庭自行調配的母乳代用品每公升含有各種營養素成分表

	人乳	牛奶	濃縮牛奶	人工調配			
				I 脫脂牛奶，植物油，碳水化合物（乳糖） （傳統式）	II 脫脂牛奶，去鹽乳清，植物油，碳水化合物 （類似乳）	III 大豆粉，植物油，玉米糖漿，蔗糖 （不含牛奶）	IV 牛奶（3%脂肪含量），人造奶油（含25%亞油酸）玉米澱粉、蔗糖、葡萄糖 （家庭自製）
熱量（千卡）	690	660	1,520	700	700	700	670
蛋白質（克）	9	35	73	15	15	31	17
脂肪（克）	45	37	82	37	36	26-36	25
碳水化合物（克）	68	49	106	70	72	52-77	69
乳糖（克）	68	49	106	70	72	-	24
灰質（克）	2	7	16	4	3	5-8	?
礦物質							
鈣（毫克）	340	1,170	2,750	536	445	1,060-1,200	600
磷（毫克）	140	920	2,112	454	300	530-800	475
鈉（mEq）	7	22	55	11	6	10-22	14
鉀（mEq）	13	35	77	19	14	33-41	21
氯（mEq）	11	29	46	12	10	14-16	17
鐵（毫克）	5	5	22	1.5	13	5-8	0.5

（續下表）

人乳、牛奶、濃縮牛奶及家庭自行調配的母乳代用品每公升含有各種營養素成分表

人乳		牛奶	濃縮牛奶	人工調配			
				I 脫脂牛奶，植物油，碳水化合物（乳糖）（傳統式）	II 脫脂牛奶，去鹽乳清，植物油，碳水化合物（類似乳）	III 大豆粉，植物油，玉米糖漿，蔗糖（不含牛奶）	IV 牛奶（3%脂肪含量），人造奶油（含25%亞油酸）玉米澱粉、蔗糖、葡萄糖（家庭自製）
維生素							
維生素A（國際單位）	1898	1025	1850	1650	2650	1590-2110	815
硫胺素（微克）	160	440	280	510	710	530	200
核黃素（微克）	360	1750	1900	620	1060	850-1060	900
菸鹼酸（毫克）	1.5	0.9	1	9	9	7-9	5
吡多醇（微克）	100	640	370	410	420	420	230
葉酸（微克）	52	55	55	100	32	70	?
維生素 B_{12}（微克）	0.3	4	1-2	2	1	2	?
維生素C（毫克）	43	11	6	52	58	42-53	8
維生素D（國際單位）	22	14	420	413	423	420	48
維生素E（國際單位）	2	0.4	1	12	9	5-11	3
維生素K（微克）	15	60	0-160	-	-	90	80
產品舉例				Enfamil Similac	SMA	Sobee Mull-Soy	

資料來源：L. Hambraeus, "Proprleatry Milk versus Human Breast Milk in Infant Feeding." Pediatric Clinics of N.A. Vol. 24 (Feruary 1977), p.21.

們比同齡而沒有喝均質化牛奶的孩子，血液中的膽固醇較高。

⊙全脂奶粉

如果沒有新鮮的牛奶，也可以使用全脂奶粉。以前奶粉中的離胺酸因為熱處理而減少，現在的加工方式則大多在真空狀態下使水分蒸發，溫度並不太高。

奶粉保存時必須完全密封，否則很容易潮解結塊。加水沖包時，濃度依包裝上的說明，通常是四分之三杯奶粉加上三杯半的開水。

⊙濃縮牛乳

濃縮牛奶係指濃縮不加糖的牛奶，其中通常添加維生素D及維生素A、C。濃縮牛奶有兩大優點：其中的凝乳顆粒較小，容易消化；在消毒過程中加熱，比乾燥處理的奶粉更不容易引起過敏，但是卻流失一半的維生素B6。若不及時補充維生素B6，吃濃縮牛乳的嬰兒容易發生痙攣。老鼠的實驗中證明了此一事實。

⊙豆奶

對於牛奶過敏，或是家族中有濕疹、氣喘病、乾草熱等病例的嬰兒，都可以改用豆奶（豆漿）。最好讓寶寶吃母乳六到十二個月，就可以避免牛奶過敏。

最常用的嬰兒配方是由大豆粉中分離出濃縮的蛋白質，加上穀類糖漿、蔗糖、植物油、礦物質或維生素等。

生豆粉會抑制某種胺基酸，將豆奶加熱即可改善。餵食生豆粉的老鼠容易發生腫瘤，因此市售的豆奶嬰兒配方必須添加碘。

從臨床及各種動物實驗的結果顯示，每一種配方中營養的成分都不同。

⊙調味乳及人造乳

現在有許多市售的嬰兒配方，是以廉價的植物油加入鮮乳或脫脂奶粉製成的調味奶粉。事實上，大多數的市售嬰兒配方都可算是調味乳（脫脂奶粉加上植物油，通常是椰子油，部分氫化的大豆油或玉米油）。

人造乳中蛋白質及礦物質的含量都很低，熱量主要來自代替乳糖的玉米糖漿，並且用營養價值存疑的酪蛋白鈉代替牛奶中的蛋白質。業者聲稱人造乳不會引起過敏，其中的成分是水、蛋白質（通常是鈉酪蛋白或大豆萃取物）、固體玉米糖漿、蔗糖、植物油等，不含任何乳製品。通常包裝上都沒有標示出各種乳化劑、安定劑、人造香料、色素、各種含鈉的食品添加物。

美國愛荷華州立大學醫學院教授方曼博士（Dr. S. Fomon）所著的《嬰兒的營養》一書中說，有很多人造乳都不適合哺育嬰兒或幼兒，「大多數的人造乳長期食用之後，都會導致營養不足及失調」。然而這些產品仍然相當普及，我只能這麼說：「上帝！救救可憐的美國兒童！」

⊙脫脂牛奶造成的悲劇

雖然有許多小兒科醫師推薦脫脂牛奶，研究人員卻不斷指出這種配方非常危險。早在五十年前就已經發現，牛奶中的鈣質、維生素A、D、E及K等，必須與脂肪共同存在，才能為人體吸收。餵食脫脂牛奶的老鼠常發生白內障，餵食全脂牛奶的則完全沒有此種異常。此外，沒有脂肪則無法獲得每個細胞所必需的脂肪酸，包括腦細胞。完全不吃脂肪的幼鼠腦部無法發育。

哺育脫脂牛奶的嬰兒，受到感染時反應更劇烈，即使是半脫脂牛奶，仍然有顯著的惡化。血液中維生素E的含量極低、美國及加拿大的佝僂症病例迅速增加，多半是脫脂牛奶所造成。

還有其他可疑的損害，但是尚未獲得研究證實。各種動物實驗，包括昆蟲，飲食中不含脂肪都會使腎臟受到嚴重的損害，例如血液中缺乏亞麻仁油酸及脂肪酸、膽固醇偏高，累積在動脈血管壁，美國有這種異常情形的嬰兒非常多。

哺育脫脂牛奶的嬰兒，因為缺乏亞麻仁油酸而發生嚴重的濕疹。德州大學小兒科醫師在一項對四百二十八個嬰兒所作的研究中，比較了添加椰子奶油的盒裝脫脂牛奶。餵食脫脂牛奶的嬰兒很快會拉肚子，三個月大時，在膝蓋內側、手肘、臀部、肛門等處形成紅腫、疼痛、滲出性的濕疹；餵食奶油或植物油的嬰兒則沒有這些情形。三分之一的嬰兒濕疹惡化，補充亞麻仁油酸之後情況才好轉，但當皮膚痊癒之後，不再餵食亞麻仁油酸，則濕疹再度復發。

結果發現，餵食脫脂牛奶的嬰兒，成長情形並不理想，但有些嬰兒仍然持續吃到九個月大。各組的嬰兒都受到許多感染，病情最嚴重的則是持續餵食脫脂牛奶的嬰兒。其中二十六個必須住院，有七名死亡，一個在出生後四十一天感染支氣管炎及痢疾，證明持續餵食脫脂牛奶非常危險。在各種嬰兒配方中，全脂牛奶配方所哺育出的嬰兒最健康。

很多嬰兒配方中都含有太多糖及玉米糖漿，造成嬰兒腹瀉，應該讓這些嬰兒適量補充維生素A、C、D及少量的維生素B1、B2、菸鹼酸，維生素B6，這些都是多數嬰兒所必需的，配方也常缺乏泛酸、葉酸、生物素、膽鹼、肌醇、維生素B12、鋅、鎂、碘及微量礦物質。

一家知名的嬰兒食品公司鼓吹父母親參與這項實驗，由該公司提供免費食物，並負擔一切醫療費用，包括夜間急診。我覺得企業對於孩子們的愛心非常有限。

方曼博士在一九七四年的一項研究報告中指出，即使在脫脂牛奶中加入葵花油（補充亞麻仁油酸）、脂溶性維生素及鐵質，這種配方仍然對新生命造成威脅。哺育這種配方的嬰兒，雖然健康及營養情況差強人意，獲得的熱量卻低於餵食其他各種配方的嬰兒。方曼博士計算，持續餵食此種配方的嬰兒，勢必消耗身體中儲存的脂肪。若嬰兒患較嚴重的疾病，無法正常進食時，就可能有生命的危險。

沒有人知道成千上萬餵食脫脂牛奶的嬰兒，將遭到多大的傷害。無疑地，他們終其一生都會有營養不足的痕跡。

許多小兒科醫師推薦市售的罐裝嬰兒食品，因為使用簡便。那些營養知識不足的推銷員通常都說，這些食品的營養成分和母乳一樣好。但這些食品常缺乏許多營養，那些製造廠商、大力推薦的小兒科醫師及盲目使用的父母親們，都令人汗顏。哺育這些食品的嬰兒，永遠無法充分發揮遺傳潛能。

沒有任何產品能夠取代母乳。母乳中胺基酸的數量及種類最適合新生兒的新陳代謝，其中的脂肪最容易吸收，並且能提供自然的抗體。哺育母乳的嬰兒較少發生貧血或呼吸道感染，優點真是不勝枚舉，因為母乳含有一切寶寶所必需的營養。即使科學家能分析出母乳的成分，並且調製成嬰兒配方，但是到目前為止，人類仍然無法仿製與母乳成分完全相同的替代品。

人們的營養知識匱乏，真是一種悲劇。許多富有、受過良好教育的人們，仍然受到所謂「嬰兒哺育專家」的誤導。對於營養有所認識的父母，加上注重營養的醫師，必須要有勇氣擇善固執，才能保障孩子們的健康。

19 營養充足的嬰兒配方

一般美國嬰兒所吃的配方奶，營養價值並不高，甚至可能降低智商，造成日後的學習障礙。最好以母乳哺育寶寶。讓寶寶吃九個月以上的母乳，不要錯過出生後第一份珍貴的禮物——初乳。即使只哺育一天母乳，對於嬰兒與母親而言，也勝過完全不哺育母乳。人類的乳汁是最適合人類嬰兒的食品。

如果基於個人原因，無法親自授乳，可以到母乳銀行購買別人的乳汁，增加寶寶的抵抗力。無法購得乳汁時，應該選擇成分最接近母乳並適量添加維生素及鐵質的嬰兒奶粉。

不論是母乳或牛奶，一旦決定哺育的方式，就應該欣然接受。哺乳時要讓自己及寶寶感到輕鬆安適。如果原先哺育母乳，但無法再繼續授乳，在哺育寶寶時，仍然應該保持親密的接觸。

牛奶中的脂肪與母乳相當，但是糖分較少，蛋白質、鈣與磷較多，很多嬰兒奶粉都是以稀釋的牛奶加上糖調製而成，營養價值非常低。

⊙牛奶不要泡得太濃

最近幾年來，嬰兒肥胖症有逐年增加的趨勢，最重要的原因是食慾控制機能並未發揮正常的作用。在授乳期間，母乳的成分會自動改變，可以使食慾控制機能正常運作。

父母經常不顧使用說明而將牛奶泡得太濃，使寶寶不成熟的腎臟負荷過度，造成口渴、過度餵食、肥胖、甚至脫水。因為不成熟的腎臟無力處理過量的礦物質及蛋白質。

⊙乳糖的益處

乳糖是所有乳品中唯一含有的糖，對寶寶有許多好處。天然的乳糖可以提供熱量，也能促進腸內有益細菌的繁殖，有利維生素B的合成。乳糖可以轉換為乳酸，有助溶解礦物質，促進鈣、鐵、磷、鎂及其他礦物質的吸收。此外，許多病菌都無法在酸性環境中生存。乳糖也不會使嬰兒肥胖。

嬰兒奶粉中大量添加其他的糖，如玉米糖漿、麥芽糖，或一般的蔗糖，足以造成重大的傷害。這些糖不利於有益細菌的繁殖，無法促進維生素B的合成或礦物質的吸收，甚至刺激小腸中鹼性消化液的分泌，阻礙其他礦物質的吸收。

與乳糖相比，這些糖都太甜了，容易使寶寶增加贅肉，變得喜歡吃糖，也會造成日後嚴重的蛀牙。嬰兒躺在床上自己吸奶，或以奶瓶喝果汁，牛奶及果汁中的糖堆積在牙床及牙齒上，形成酸性而適合蛀牙細菌生存的溫床，最後只好拔除蛀壞的牙齒。因此，不要讓寶寶躺在床上自己吸奶，也不要在安撫奶嘴上沾糖。

許多小兒科醫師過於熱衷讓嬰兒長得快，卻忽略吃太多糖的嬰兒其實鬆軟、蒼白、皮膚缺乏彈性，經常患腸絞痛、腹瀉、感染。過度餵食可能導致童年時期肥胖，成年之後也一樣肥胖。哺育母乳的嬰兒絕對不會過胖。有一位年輕的母親接受醫師的指示，每天用加水的玉米糖漿餵食早產的女兒，卻不知這種方式將嚴重減少嬰兒的蛋白質攝取量，損壞嬰兒的頭腦。

有一段時間，我建議用未精製的楓糖補充礦物質及維生素B，取代配方奶中的蔗糖。研究顯示，只吃乳糖的嬰兒，鈣質的吸收量更多也更健康。

⊙加入優格或乳酸菌

哺育母乳的嬰兒，腸中的有益細菌容易繁殖，哺育牛奶的嬰兒則不然，必須在牛奶中加入優格或乳酸菌。市售或自製的優格均可，可向小兒科醫師請教藥方。嬰兒出生後立刻需要由此種細菌所合成的維生素K以預防出血。

⊙過量的磷有危險性

母乳中所含有的鈣比磷多出二點四倍，這是最適合嬰兒成長的理想比例。相反地，牛奶中磷的含量比母乳多七倍，醫師公認過量。若血液中含有太多的磷，將降低鈣與鎂的吸收。過量的磷導致缺乏鈣或鎂，可能引起健康足月的嬰兒痙攣及破傷風、肌肉痙攣等。這種情形愈來愈普遍，因為營養知識不足，讓幼小的嬰兒吃鈣質比例不當的牛奶，而在糞便中以鹽類及脂肪酸的形式流失。如果牛奶未經稀釋，寶寶磷的負荷更過量，痙攣的情形更嚴重。

研究此一問題的醫師指出，小兒科醫師通常忽略鈣與磷失衡的危險性；一旦發生此類痙攣，便盲目使用抗痙攣藥物，持續數年，但因牛奶並未改善，嬰兒痙攣的情形仍然不斷復發。

牛奶中所含的主要礦物質，母乳中都有，但母乳是牛奶的三分之一，磷則有七分之一。礦物質的含量不高，對於嬰兒未發育成熟的腎臟較為有利。

⊙補充維生素C的作用

喝牛奶的嬰兒血液中維生素C的含量通常偏低，若未適度補充，會使骨骼中的軟骨組織及牙齒的發育停頓，鐵質無法正常吸收，容易過敏及受到感染。營養充足的母親以母乳哺育的嬰兒，完全沒有這些顧慮。大量的維生素C也沒有毒性，因此餵食牛奶的嬰兒，寧可給得太多，也不要不足。

弗烈德・克蘭納醫師（Dr. Fred Klenmer）給孕婦大量的維生素C。在一項超過三百名孕婦的研究中，克蘭納博士讓受測者口服維生素C的劑量如下：懷孕的前三個月每天服用四克，四到六個月時每天服用六克，最後三個月每天服用十克。在這段研究期間，弗茲四胞胎（Fultz quadruplets）誕生了。他們是美國東南部唯一存活的四胞胎。一出生即給五十毫克維生素C，劑量逐漸增加，直到滿周歲，改為每天服用一克。克蘭納博士建議每年增加的劑量為一毫克，直到十歲為止，然後每天服用十毫克。

我找不到天然維生素C比合成維生素C對嬰兒健康更有利的證明。然而，讓餵食牛奶的嬰兒每天喝一百毫升現榨的新鮮柳橙汁，補充維生素C確實是明智之舉。在選用市售柳橙汁時，要確定其中不含任何添加物。

⊙寶寶需要鐵質

在懷孕的最後幾個星期，只要母親的飲食適當，足月的嬰兒儲存的鐵足以維持四到六個月。如果母親貧血，可能會使嬰兒受到波及。早產兒所儲存的鐵質只夠兩個月，雖然一公升的母乳只能供給一毫克的鐵，但吃母乳則很少會貧血。數百萬哺育母乳的嬰兒，即使吃更多的鐵質，仍然發生貧血。如果你的孩子喝牛奶並且已經貧血，你可能要考慮改餵母乳。即使已退奶，只要讓孩子用力吸吮，練習二到六個星期之後，可以恢復母乳的分泌，除了貧血，缺乏鐵質可能降低許多酵素作用，導致腸炎、脂肪及脂溶性維生素吸收不良、肝臟受損，有礙生長發育。

不論鐵質的攝取量如何，若飲食中缺乏維生素B，吸收鐵質所必需的胃酸分泌不足，仍然會導致貧血。在牛奶中加入維生素C，可以促進鐵質的吸收。此外，嬰兒的貧血和成人一樣，都是因為缺乏鋅、維生素B6、維生素E及葉酸所產生。低蛋白質、高乳糖、適度的鈣磷比例，都有助於促進鐵質的吸收。

動物性食物中的鐵質比植物更容易吸收，但是蛋類中的鐵質特別不易吸收，吃蛋會防礙吸收其他鐵質。維生素C能促進蛋類中鐵質的吸收。所以吃蛋時加上一杯蕃茄汁或柳澄汁會有幫助。小兒科醫師經常推薦的鐵鹽會破壞維生素E，多元不飽和脂肪酸亦然。不飽和脂肪酸應低於脂肪總攝取的百分之八到十。

在正餐之間吃鐵鹽的效果最好，但是長期使用可能刺激腸而出現便祕、腹瀉、嘔吐及其他各種症狀。

美國小兒科協會建議，足月嬰兒在滿四個月之前，早產兒在滿兩個月之前，即應該開始補充一種以上的鐵質來源，至少持續到五歲大。最近的研究結果則顯示，一個哺育母乳的幸運兒，在體重增加三倍之前，不需要額外補充鐵質。

選擇加強鐵質的麥片及奶粉，或是含鐵的滴劑。寶寶滿周歲之後，牛奶可減為每天一公升，再補充鐵質含量豐富的固體食物。

⊙不可忽略碘

碘是健康不可或缺的，缺乏時可能影響腦部發育，導致甲狀腺異常及聾啞。過遲開始吃固體副食品，且刻意減鹽，可能使碘嚴重缺乏。

嬰兒每天約需要三十五微克的碘，若母親的營養足夠，則吃母乳的嬰兒不虞匱乏。許多嬰兒牛奶中亦添加碘。某些可能引起甲狀腺腫大的物質，有礙甲狀腺素正常分泌，如甘藍菜、蕪菁及其他菜類、生黃豆粉或生黃豆加熱。在飲食中加碘，都可以減少形成甲狀腺腫的危險。如果你住在缺碘的地區，應該儘量多吃含碘的食物，以免發生甲狀腺腫大。

⊙應該添加油脂嗎？

有些小兒科醫師認為，嬰兒奶粉中應該添加植物油，以補充亞麻仁油酸，如果是吃全脂牛奶，則其中所含的亞麻仁油酸已經足夠。

添加油脂時，需要少量的卵磷脂使油脂均質化。油脂及卵磷脂應該冷藏，添加油脂時應該同時補充維生素E。

含鐵質來源的食物

食物名稱	份量	鐵質（毫克）	食物名稱	份量	鐵質（毫克）
加鐵的奶粉	一杯（225cc）	3.0	牛肝	一杯	2.5
嬰兒麥片			雞肝	一付	2.1
高蛋白質	一匙	1.1	肝腸	一杯	1.7
米		1.1	蛋	中型一個	1.0
牛肉加蔬菜	一杯	0.3	焗豆	四分之一杯	1.5
豆子加火腿	一杯	0.2	花生醬	一匙	0.3
蔬菜加雞肉	一杯	0.1	白麵包	一片	0.7
牛肉	一杯	0.6	煮通心麵	四分之一杯	0.4
肝臟	一杯	1.6	煮胡蘿蔔	四分之一杯	0.2
漢堡牛肉	兩杯	1.8	橘子	一個	0.6
雞腿肉	一杯	0.5	罐頭洋梨	四分之一杯	0.1

資料來源：C.E. Adams, “Nutritive Value of American Foods in Common Units,” Agriculture Handbook No. 456

20 嬰兒食物的配方

近年來，調製嬰兒食物的方法開始簡化，因為銷售的嬰兒奶粉已經更接近母乳的成分。沖泡嬰兒奶粉的首要原則，是仔細閱讀包裝上稀釋說明，各家公司生產的奶粉濃度不同，容易令人混淆。

如果孩子完全沒有吃過母乳，可以在牛奶中加入一些優格，以利寶寶腸內有益細菌的繁殖。多數銷售的嬰兒奶粉都含有足夠的維生素C，符合國家科學院所定的標準。然而，弗烈德・克蘭納醫師用不同的實驗測定之後，認為需要更多。根據他多年的經驗，應用維生素C的效果非常好。建議向小兒科醫師請教如何逐漸將維生素C加入牛奶中。

⊙消毒或不消毒

寶寶在少量的病菌侵入體內後，即開始製造對抗疾病的抗體。因此，最新的趨勢是奶瓶、奶嘴及食物都無需消毒。有些研究人員發現，消毒與否，對於感染發生的機率並無影響，以洗淨的奶瓶及奶嘴沖泡牛奶即可。當然雙手必須仔細洗淨。小兒科醫師可能要求早產或生病的嬰兒，或天氣極度炎熱時，食物必須經過消毒。消毒奶瓶時，將奶瓶、奶嘴、湯匙、夾子等放入鍋中，水煮開再蒸煮五到十分鐘後取出使用即可。

如果小兒科醫師要求消毒食物及器材，問清楚何時可以不再消毒，時間長短依寶寶的健康狀況而定。過度消毒也引起爭議。預防注射即是將死亡或半死亡狀態的病菌，注射到人體中，刺激對抗這些特定疾病的抗體產生。接受少量細菌的嬰兒便能自行產生免疫力。

我曾和一位小兒科醫師共進午餐，他有四個漂亮的女兒。他說：「最大的孩子出生時，所有看得到的東西都徹底消毒，甚至不讓任何人接近。後來孩子一個一個出生，我們消毒的工作愈來愈鬆懈。現在我們什麼也沒有消毒，有人要看孩子就抱給他們看。當然，有病毒感染的人例外。我們覺得孩子愈早產生抗體愈好。」

在某一段時間接觸一些細菌，具有正面的作用，這種瞭解可以讓父母們在照顧孩子時放鬆心情，不再像過去那麼緊張。

⊙調製嬰兒食物配方的器材

調製嬰兒食物配方有很多方式，如果加入酸乳酪，應該攪拌均勻，確定能通過奶嘴的小孔。不要讓未滿五個月大的寶寶吃酸乳酪，否則會造成酸血症。

如果牛奶必須要消毒，煮三分鐘後冷卻，用消毒過的漏斗倒進消毒過的容器或奶瓶。也可以將牛奶倒進奶瓶，同時消毒牛奶、奶瓶及奶嘴。

濃縮的牛奶配方也可以直接用奶瓶調製。這種配方價格低廉，六個月以下的寶寶都能接受。調製方法如下：濃縮牛奶（八十五毫升），約一三五毫升的水，兩匙乳糖或麥芽糖糊精，不要用玉米糖漿（果糖），作為主要的碳水化合物。每天補充維生素C（二〇毫克）及鐵質（七毫克）。

⊙早產兒的食物配方

我常看到最需要營養的早產兒，所吃的卻是最不營養的食物。早產兒特別需要以母乳哺育，否則應該請小兒科醫師協助向別人取得母乳。早產兒對抗腸絞痛、痢疾及其他疾病的能力都較低，這些疾病也常由於營養不足所引起。

早產兒的食物配方應該不同於一般足月的嬰兒，仍有待進一步的研究。最近的研究結果顯示，早產兒需要更多的鈣、銅、鐵及維生素E，也需要額外的蛋白質。如前所述，過量的蛋白質及礦物質，可能使尚未成熟的腎臟負荷過重，而導致嚴重的問題，應該請教醫師。早產兒的食物配方應該符合營養標準，每一百千卡熱量加入〇・一到一・五毫克的鐵，未滿兩個月以前不可加入大量的碘。每天補充維生素E，哺育母乳時也有必要。因為早產兒的健康情形通常不佳，特別容易患貧血、腸絞痛、軟骨症或其他異常，應該儘早補足所需的營養。我個人認為，營養不足的早產兒配方會影響腦部的發展，是造成許多早產兒智力發展遲緩的原因之一。

⊙特別的晚餐？

晚上牛奶泡得特別濃，補充額外的熱量，這種方式並不可取。過度的餵食無法培養適當的飲食習慣。對於動物及成人所作的研究結果顯示，少量多餐，比每餐的食量加多、間隔時間拉長要好。基於寶寶新陳代謝的考慮，新生兒尚無法適應夜間的睡眠，或是一天三餐的生活方式。

⊙當寶寶肚子餓了

每個寶寶都有一個生物時鐘，決定什麼時候該吃多少。若寶寶在喝完一瓶牛奶後很快又餓了，通常表示需要被愛與關心，需要家人的接納。由於新陳代謝率，水分蒸發、身體組織中水分的比例，新生兒所需的水分比例通常比成人更多。寶寶所需的水分依體重、食物消耗的速度及周遭環境的溫度而定。正常、健康的寶寶每天所需水分為每公斤體重約需要一五六克，才能維持腎臟的水分及體溫的平衡。在餵奶的間隔時間讓寶寶喝水，以補充所需的水分。

在寶寶六個月大之前，基於營養的考慮，最好先不要添加固體食物。母乳或嬰兒牛奶中的營養成分足以滿足寶寶的需要，額外的食物可能導致脂肪、蛋白質及碳水化合物過量或不足。

因為寶寶需要吸吮的經驗，牛奶不可沖泡的太濃。有兩個漂亮寶寶的母親告訴我，她的孩子都是八個月大，「幾乎什麼也不吃」。兩個孩子都不喜歡蔬菜、肉類、甚至水果。

原來他們喝的牛奶濃得幾乎凝固，當然吃不下其他的食物。泡得太濃的牛奶也會產生許多問題。

⊙吸入空氣

每一個寶寶都會吸入空氣，不論吃母乳或其他嬰兒牛奶，尤其在飢餓時。如果沒有幫寶寶排氣，吸入的空氣會因為體溫而膨脹，在通過腸道排出之前即形成腸絞痛。吸安撫奶嘴也可能吸入空氣。

想要避免寶寶吸入空氣是不可能的。減少寶寶吸入空氣，最好的方式是小心地抱好寶寶，讓寶寶在吸奶時食道隨之上下，不可以讓寶寶平躺。如此，只有因地心引力的作用吸入空氣，不會強迫吸入。只要試著平躺時喝一杯水，你就能體會出問題所在。

選購奶瓶時，注意選擇瓶口較大、奶嘴上已經打好孔、較大的孩子無法拔開奶嘴的奶瓶。實際使用時就能判斷奶瓶是否令人滿意。奶瓶的結構不良，可能使寶寶排斥牛奶，使原本健康的寶寶變得營養不良。

好的奶瓶在寶寶吸奶時，氣泡進入瓶中的情況很穩定，氣泡的直徑大約為〇・三公分，寶寶可以在二十分鐘內吸完整瓶牛奶。當氣泡的直徑變成〇・五公分以上，寶寶被迫吞入太多空氣，可能會不肯吸奶，或是發生腸絞痛。這種情形表示奶嘴的洞太大，太多空氣進入奶瓶裡。若寶寶不肯再吸奶，或患腸絞痛，或無法在二十分鐘內喝完，應該換一支新奶瓶，或鎖緊空氣的入孔。如果寶寶仍然不肯吸奶，則改用其他廠牌的奶瓶。

如果看不到氣泡，則檢查奶嘴是否鑽孔。如果仍然沒有出現氣泡，則空氣的入孔不良，寶寶吸食的是真空。若進入奶瓶的空氣直接進到寶寶的嘴裡，則表示洞太大了。

⊙何時不再使用奶瓶？

因為吸吮極為重要，我的建議是在寶寶想要奶瓶時都不要停止。當寶寶已經滿足吸吮的需要，就會自行捨棄奶瓶。我的兩個孩子直到三歲才不再吸奶瓶，但是斷奶後都不會吸吮大姆指，有些孩子在四、五歲大覺得不舒服時，或是新生吸奶瓶的弟弟妹妹獲得母親較多注意力時，偶而還想要奶瓶。我認為不論年齡為何，寶寶想要奶瓶時，都沒有理由不給他們。

在寶寶自行斷奶之前，斷續地改用奶瓶喝牛奶有很多好處。父母不必太過分強迫孩子吃不想要的食物，避免發生不愉快餵食的問題。在受到感染時，孩子可能什麼也不想吃，使病情明顯拖長。如果孩子仍然喜歡奶瓶，你會驚訝孩子的食量及復原的速度。

在選擇寶寶的食物配方時，已經決定孩子未來的飲食習慣，並決定了讓孩子充分達到健康的潛能或只是泛泛之輩。

21 嬰兒的營養補充品

如果母親的飲食營養良好，吃母乳的寶寶並不需要補充營養劑。然而，基於健康的考量，美國小兒科學會仍然建議補充維生素C及D。當孩子自行斷奶，即應該補充營養劑，才能維持原有的健康。每一個孩子在成長期間都應該持續補充營養劑。

⊙需要維生素A

維生素A是上皮組織（皮膚及胃腸道、腎臟、呼吸道等）生長、維護及再生所必需，對於眼睛的健康及正常的視力非常重要，缺乏時有失明之虞。維生素A維持細胞膜的強度，阻止病毒及病菌滲透到組織中，並促使細胞分泌含有摧毀細菌酵素（溶菌酶）的黏液。骨骼及牙齒的象牙質與琺瑯質也需要維生素A才能正常發育，缺乏時頭蓋骨會發育不良，腦部發展的空間也會受到限制。在動物實驗中可以看到這些結果。

⊙維生素A缺乏的程度

美國兒童有三分之一以上缺乏維生素A，嚴重者甚至可能失明。開發中國家的兒童也曾經出現缺乏維生素A而失明的病例。美國兒童曾嚴重缺乏維生素A，因為當時的小兒科醫師推薦嬰兒及成長中的兒童吃脫脂牛奶。飲食中至少須含有百分之七的脂肪，維生素A才能為血液而吸收。此外，必須有充足的維生素E，才能防止維生素A受到氧氣的破壞。許多人缺維生素A，並非由於維生素A不足，而是缺乏可以保護它的維生素E。

暴露於強光下、生長的速度、高燒持續不退、感染、壓力、疾病等各種因素，使每天維生素A的需要量有所改變，有些藥物也會破壞維生素A或增加其需要量。食物中殘留化學肥料中的硝酸鹽，也會破壞維生素A。常用於嬰兒油的礦物油，會經由皮膚進入血液中，溶解維生素A、D、E、K，並隨糞便流失，導致缺乏維生素A。

每天一千四百單位的維生素A，可以滿足大多數人的需要。五歲以下的嬰幼兒不可超過此一劑量。若患重病，如麻疹，每天的劑量亦不可超過六千單位。

⦿補充維生素A

獲得充足維生素A的嬰兒都長得非常漂亮，牛奶及銷售的嬰兒配方奶，都是維生素A良好的來源。

小兒科醫師經常推薦的合成水溶性維生素A性質並不穩定，很快就會失去效用。將無味的水溶性維生素A加入牛奶中，可以補充維生素A，使用簡便。魚肝油會黏在奶瓶周圍，因此應該在寶寶吃過奶排氣之後，直接滴在寶寶口中。這些補充劑應該避免在洗澡前餵食，以免寶寶滿嘴的魚腥味。

⊙維生素A的毒性

過量的維生素A有毒，但是並沒有具體的傷害報告。每年有三百名以上的兒童服用阿斯匹靈致死，卻沒有維生素A致死的病例。維生素A過量的症狀是：發癢、皮膚乾燥、食慾不振、出疹子、掉髮、頭痛、昏睡、嘔吐、長骨腫脹等，每一個為人父母者都應該隨時注意。

有關造成中毒的維生素A劑量眾說紛紜。水溶性的維生素A比魚肝油更容易吸收，因此造成大多數中毒的情況。人們對於魚肝油中的維生素A接受性非常高，幾乎不可能發生中毒。

使用普遍的維生素A滴劑，曾經造成六個月以下的嬰兒中毒。最新的發現是，每天兩萬單位，持續兩個月即可能中毒。在一九六〇年以前，維生素A滴劑剛問世時，每天服用七萬五千到五十萬單位，持續三到十二個月會發生慢性中毒。營養足夠的嬰兒並不需要額外的維生素A。

⊙鹹水魚的水銀中毒

科學家們曾經發現太平洋水域所產的魚群含有水銀，但因魚肝油的劑量很低，似乎不可能發生水銀中毒。美國大多數的魚肝油是來自加拿大海域。

⊙不可缺乏的維生素B

維生素B群中，每一項都非常重要。酵素系統、身體中的每個細胞都需要維生素B，它們有助於產生能量；利用脂肪、碳水化合物及蛋白質；預防動脈中淤積膽固醇。缺乏維生素B首先會使腦部受損。

腸內的有益細菌會在母乳中迅速繁殖，提供寶寶充足的維生素B。在寶寶六個月大時，可以增加少量的肝臟、優格、小麥胚芽等。但生病或從未接觸過這些食物的嬰兒，即使非常需要維生素B，也可能會排斥，應該慢慢增加，循序漸進，並隨時注意是否有過敏的反應。

⊙維生素B均衡的重要性

維生素B的作用是相輔相成的，即共同發揮功效。若某些維生素B的攝取量過高，而忽略其他，便會造成失衡，受到忽略的幾種維生素B需要量將相對增加，而產生缺乏的現象。小兒科醫師時常推薦維生素B滴劑，其中僅含一些維生素B1、B2，或維生素B6及菸鹼酸，這種作法有害無益，甚至有危險。

健康的人體及動物組織中，各種維生素B的比例大致如下：每三毫克的維生素B1，應該有三毫克的維生素B2及B6；十八毫克的泛酸、菸鹼酸及對胺基苯甲酸（PAP

B）；六百毫克的膽鹼及肌醇；維生素B12及生物素分別是九及十五微克；〇・一毫克的葉酸對嬰兒即已足夠。應該注意的是，這是一般的水準。生化機能因人而異，因此應該視個人的需要適度增減。可向醫師請教，如何看出失衡的徵兆。

在購買酵母或維生素B營養劑時，應該仔細閱讀包裝上的說明，選擇其中各種維生素B比例正確的品牌。

⊙維生素B需要量的差異性

每個嬰兒對於各種維生素B的需要量有很大的差異，但沒有確實的數據或資料。例如，多數的嬰兒每天都需要〇・四毫克的維生素B6，不足時，尿液中將出現黃尿烯酸，但有些嬰兒所需的劑量則高達三、四倍。兒童每天大約需要〇・八—一・〇毫克。一般而言，自然食物來源中的維生素B最好，如酵母、肝臟、小麥胚芽、優格或乳酸菌等，生病時的需要量特別大。吃母乳或牛奶的嬰兒都很少發生維生素B不足的情形。吃羊奶的嬰兒則沒有足夠的葉酸，而且需要補充維生素B6，還可能缺乏維生素B12。

維生素B很容易溶解於水中，因此很快隨尿液流失，過量並不會中毒。

⊙善用大量的維生素C

大量的維生素C作用真是不勝枚舉，可以保護寶寶不發生貧血、過敏及感染；刺激腸內有益細菌成長，減少對於維生素B的需要；緩和藥物、食品添加劑、硝酸鹽及其他侵入血液的外來物質所造成的傷害；加速各種疾病的復原。維生素C沒有毒性，即使高於正常劑量一萬倍，也不會中毒。因此，除了母乳或牛奶中的維生素C，可以再加以補充，使寶寶更健康。

尚未使用的維生素C溶液應該加以冷藏。之後可直接用湯匙餵食或加入奶瓶裡。

維生素C的劑量突然大量增加時，可能會引起腹瀉，逐漸增加則能適應良好。當寶寶嚴重感染，只要不因為腹瀉而流失，維生素C可能救寶寶的性命。如果每天的攝取充足，就不會有需要大劑量的情形。有些人腹瀉的原因是銷售的維生素C有乳糖糖衣，但他們無法接受乳糖。

⊙維生素D非常重要

維生素D足夠時，鈣質能正常吸收與儲存，使骨骼、牙齒正常發育，防止蛀牙。另一項重要的作用是，促使過量的磷排出。缺乏維生素D的嬰兒，在三到六個月之前即發生軟骨症。

維生素D最可靠的來源是陽光照射在皮膚表面的油脂所產生（並非皮膚裡面的油脂）。現在的嬰兒們很少曬到太陽，在皮膚表面上可能形成維生素D的油脂也很快被洗掉，尤其使用肥皂時。有些美國兒童即使在陽光普照的夏天，血液中也沒有維生素D。連吃母乳的嬰兒也曾經出現過軟骨症。

維生素D營養劑對於寶寶特別重要，一般的食物中都不含維生素D。魚肝油是含量最豐富的最佳自然食物來源，然而大多數的小兒科醫師卻推薦合成的維生素D水溶性滴劑。在美國，軟骨症已經很普遍，因為牛奶中所添加的維生素D比以前少，而小兒科醫師又多推薦脫脂奶粉所致。沒有脂肪，水溶性維生素D也無法吸收良好。

⊙維生素D的毒性

過量的維生素D有毒，但是中毒的情形多半是由水溶性維生素D所引起。此外，飲食過度不良時也會發生中毒。若飲食的營養充足，含有充足的維生素C、E或卵磷脂（抗氧化劑），則可以預防中毒。這些營養都有助於加速解毒。

維生素D過量的症狀是虛弱、體重減輕、噁心、嘔吐、腹瀉、異常抽筋、血鈣升高、骨質疏鬆、結締組織中累積鈣質。在英國，牛奶、嬰兒食品配方、麥片等都含有合成的維生素D，嬰兒每天獲得四千單位以上而發生中毒。停止添加維生素D之後，大多數中毒的嬰兒都能迅速復原。後來的追蹤調查發現，這些嬰兒的健康情形良好。若嚴重中毒則導致永久性心臟受損及智力發展遲滯。每天一千單位以上的水溶性維生素D，即足以使大多數的嬰兒中毒。

父母應該確實瞭解寶寶從各種食物中獲得多少維生素D，若攝取過量，應該立刻減少維生素D，而增加維生素C、E及其他營養，以預防中毒。

⊙維生素D的需要量

以母乳所作的分析發現，每公升母乳含有二十二國際單位的維生素D，這個數字應該最接近理想的攝取量。母乳中含有水溶性維生素D硫酸鹽，其中的維生素D活性較大。餵牛奶的嬰兒每天攝取四百單位的維生素D即已足夠，哺育母乳的嬰兒得軟骨症的機率雖然很低，最好也補充同樣的劑量。體形較大、成長迅速的嬰兒，需要量可能比體形小、成長緩慢的嬰兒多兩倍。

大多數哺育母乳的嬰兒，只要母親的營養好，無需額外補充維生素D，也能使骨骼發育良好。但因為早產、母親健康狀況不佳、連續而密集的懷孕，尤其是過早吃固體食物等原因，也可能患軟骨症。我認為授乳的母親應該補充維生素D，在寶寶斷奶之後立刻為孩子補充維生素D。但仍有許多母親給得太少，甚至完全沒有。

⊙維生素K容易獲得

新生兒常因維生素K缺乏，血液無法正常凝結而導致出血。腦部或脊椎出血，是腦性麻痺的原因之一。補充維生素K之後，若吸收情形良好，血液便能正常凝結。

許多嬰兒，尤其是哺育母乳者，在出生後幾天常因缺乏維生素K而出血，在出生時補充可預防此類異常。

維生素K也需要脂肪才能由血液吸收，脫脂牛奶會使缺乏的情形更嚴重，使出血的情形惡化而無法控制。一般的嬰兒約需五毫克的維生素K。

口服抗生素會破壞腸內細菌，造成維生素K缺乏，導致滲出性出血，通常持續數個星期才查得出原因。若嬰兒使用抗生素，應該在牛奶或食物中加入優格，至少持續三個星期，且最好在服用抗生素之前即加入優格。

天然的維生素K沒有毒性，但是合成（水溶性）維生素K對於新生兒卻有危險。一次注射〇・五毫克可預防或治療出血。

⊙鐵劑具有危險性

鐵鹽會破壞維生素E是早為人知的事實。若飲食中缺乏維生素B6或膽鹼，過量的鐵質可能累積在柔軟的組織中，造成損害或結痂，卻無法治療貧血。

由食物中很容易獲得足夠的鐵，因此我不推薦鐵劑。通常市售的維生素或礦物質都含有鐵質，如果想讓寶寶吃這種營養劑，在開始吃固體食物時，早餐後可服用維生素E，間隔八到十二小時再服用含鐵的營養劑。

⊙寶寶需要含氟滴劑嗎？

過量的氟使牙齒變黃，讓孩子像抽菸的人一樣滿口黃牙。有一位母親非常自責在兒子襁褓時期給他含氟的滴劑，使他變得那麼難看。新長的恆齒，變成難看的褐黃色，類似的例子有很多。

身體並不需要氟。在觀察繁殖數代的老鼠之後發現，補充氟的老鼠牙齒並不會更好，健康情形也不比其他沒有補充氟的老鼠好。雖然有人說氟可以促進鈣質的吸收及儲存，但是臨床實驗卻顯示相反的結果，尤其是鈣質的攝取量低時，氟會抑制酵素的作用。過量的氟會導致肝臟受損、柔軟組織鈣化、骨頭變脆容易折斷等。

雖然專家言之鑿鑿地說氟能夠預防蛀牙，但是研究報告卻與這項說法互相衝突。例如，美國公共健康服務部對紐約紐柏市（美國第一個在飲水中加氟的城市）所作的研究發現，齲齒的情形比未加氟前稍微增加。波多黎各飲水加氟十五年之後，百分之六十四出現難看的牙斑。在波多黎各進行研究的醫師指出，若飲食營養充足，完全不需要氟。

美國健康教育福利局所作的一項調查也發現，兒童齲齒的情形非嚴重，雖然飲水中加氟，十歲以上的兒童有百分之十八咀嚼咬合都有困難。

相反地，信仰耶穌再生會家庭中的兒童，只吃很少的糖果，蛀牙的情形比喝加氟水的兒童更少。世界健康組織的報告說，氟使三十國家的兒童齲齒減少，但是又指出，在完全不吃糖的情形下才能預防齲齒。完全不吃糖及精製食物就不會有蛀牙。

事實上，不論水中是否加氟，兒童恆齒的齲齒比例都相同。即使氟可以減少齲齒，在恆齒完全長好之後，攝取氟，對於將來是否產生齲齒無影響，水中加氟對於成人的牙齒沒有幫助。

有一期美國兒童疾病雜誌提出警告，氟確實是一種潛在的毒藥，但毒性尚不確知，這種警告不容忽視。美國各地有許多地區在水中加氟以預防齲齒，有些嬰兒飲用含氟量〇·五PPM的飲水，造成牙齒的黃褐斑。美國小兒科學會營養委員會在一九七九年建議，出生兩個月到兩歲的嬰幼兒只能接受〇·二五PPM，與一九七七年美國牙醫協會的建議吻合。但我們飲用水中含氟量比兩者建議的量高出四倍，這項錯誤必須加以修正。許多小兒科醫師建議給嬰兒含氟的滴劑，我個人非常不以為然。

⊙嬰兒專用的營養劑

目前許多嬰兒專用的營養劑都有害無益：不穩定的維生素A、劑量太少的維生素B、維生素C與D不足、有危險的氟。若處方不當，維生素A、D都可能有毒。我們忽略了太多必需的營養。

良好的營養劑是有必要的，如果想要孩子長得好、長得健康，不論吃母乳或牛奶，都必須補充營養劑。

22 最常忽略的維生素

維生素E是所有維生素中最常被忽略的，缺乏時會導致許多不良的後果，因此我在這一章的篇幅加以探討。

小兒科醫師很少能看出孩童缺乏維生素E，他們不但忽略維生素E，甚至相當排斥。幾乎每天都有醫師對前來求診的母親說：「你的孩子不需要維生素E」「不要再用了」「有危險性，會傷害孩子」「會使性徵過早發育」「每一種食物中都含有維生素E」等種種不當的論調。

本章是摘錄一百篇以上的科學報告而成，探討嬰兒對於維生素E的需要，其中包括著名的大學醫學院如約翰・霍普金斯大學、賓州大學、多倫多大學等小兒科部門所作成的研究報告。

⊙生命中不可或缺

合成去氧核糖核酸（DNA）及核糖核酸（RNA）需要維生素E。保護維生素A、胡蘿蔔素、腦下腺、腎上腺、性腺等荷爾蒙，不受氧氣破壞，都是維生素E非常重要的作用。維生素E不足時，構成人體細胞的必需不飽和脂肪酸會受到氧氣破壞，導致身體各部分的細胞分解。被破壞的肌肉細胞大量釋出肌酸，隨尿液流失。測驗尿液中肌酸的含量，即可測出維生素E缺乏的情形，肌酸的含量愈多，顯示維生素E缺乏的情形愈嚴重。

當必需不飽和脂肪酸受到破壞，會形成一種抑制細胞分裂的有害物質，破壞身體中的蛋白質及各種酵素作用，並形成異常的色素沈澱。充足的維生素E可以預防這些異常，並減少身體對於氧氣的需要量。輕微缺乏時，只要及時補充即可解除上述的情形；若持續缺乏，則肌肉可能造成永難恢復的傷害。

⊙嬰兒缺乏維生素E

血液分析顯示，新生兒維生素E的含量相當低，紅血球細胞膜中的必需脂肪酸因接觸大量的氧氣而分解，造成溶血性貧血。早產兒特別容易發生此種情形。

測試紅血球細胞在稀釋的過氧化氫分解的速度，可以測知維生素E缺乏的情形。每半杯血液（一百毫升）中維生素E的含量低於〇・五毫克時，紅血球細胞即開始分解。氧氣愈多，紅血球分解的速度愈快。健康的嬰兒出生時紅血球數量較多，多餘的部分在出生後正常分解。缺乏維生素E的嬰兒，可能有半數紅血球遭到破壞，及時補充維生素E則可以迅速減少分解的數量。早產兒特別容易因為缺乏維生素E，未及時補充而發生嚴重貧血，也有很多孕婦因為缺乏維生素E而導致早產。

讓早產兒由出生第十天起，每天以口服一六・五國際單位的維生素E，可以預防此類型貧血。補充維生素E可以迅速治療貧血，並增加紅血球細胞的數量。實驗顯示，缺乏維生素E所導致的貧血，無法以其他任何營養治療。

老化的紅血球細胞受到破壞，釋出色素，並隨膽汁排出。維生素E不足時，許多紅血球細胞會迅速遭到破壞，此種色素無法及時迅速排出，大量累積在組織中，就造成新生兒黃疸。

大量的紅血球細胞因缺乏維生素E被破壞。補充維生素E，或是哺育含有豐富維生素E的母乳或初乳後，貧血及黃疸即可迅速痊癒。現在嬰兒奶粉也添加維生素E，在選購嬰兒奶粉之前，仔細閱讀包裝上的說明，確定每天至少供給四百單位以上的維生素E。

缺乏維生素E會造成腦部受損。紅血球輸送氧氣到腦部，缺乏時即造成缺氧，導致智力發展遲緩。維生素E缺乏的程度，與早產兒腦部受損的關係尚待研究。若這些嬰兒能夠獲得充足的維生素E，則可以避免無數的悲劇。

⊙為何維生素E缺乏日漸嚴重

以前未精製的麵包、麥片、天然的植物油等食物，都能充分供給維生素E。現在穀類經過精碾，而植物油精製之後，其中的維生素E大多已經流失。

普遍使用脂脫牛奶會阻礙血液吸收與輸送維生素E，使這種情形雪上加霜。維生素E也像維生素A、D、K一樣，必須有脂肪才能與膽汁結合，通過腸壁進入小腸。低脂奶粉也會導玫維生素E缺乏。

維生素E的需要量與細胞結構中的不飽和脂肪酸有關，一般嬰幼兒很少吃含豐富不飽和脂肪酸的冷壓玉米油或大豆油，每天所攝取的不飽和脂肪酸低於七·五克，因此每天應該攝取四百單位的維生素E。

雖然五十年前就已經證實鐵鹽破壞維生素E，市售的嬰兒牛奶、麥片、營養劑等，卻添加許多鐵，將寶寶所獲得的少量維生素E破壞殆盡。每天在嬰兒牛奶中加入一·五毫克的硫化亞鐵，就會造成嬰兒貧血。在嬰兒食品中加入愈多的鹽，就必須補充愈多的維生素E，才能維持健康。許多乾燥的市售嬰兒麥片中，每一百克（約半杯）添加有七到十四毫克的鐵（大多是硫化亞鐵），只有百分之十能良好吸收。

如果母親的飲食得當，母乳中即可供給足夠的維生素E。初乳中維生素E的含量是一般母乳的七倍，在持續授乳期間，血液中維生素E的含量都很高。相反地，喝牛奶的嬰兒在出生第三天後，血液中維生素E的含量即降低，持續數個月。

⊙油脂增加維生素E的需要量

在一項研究中，哥倫比亞大學小兒科醫師比較了吃母乳、牛奶、含玉米油或棉子油配方奶的各組新生兒。吃母乳及牛奶的嬰兒健康情況良好；吃含不飽和脂肪配方奶的嬰兒，因血液中的維生素E迅速破壞，使紅血球細胞的分解增加而造成貧血。

許多研究顯示，不飽和脂肪酸增加時，維生素E的需要量亦隨之增加，有時高達四倍。攝取愈多不飽和脂肪酸，維生素E缺乏的情形愈嚴重。幾乎每一個研究人員都強調，增加不飽和脂肪酸，應該同時增加維生素E。飲食中維生素E與不飽和脂肪酸的比例，應該是〇・四毫克維生素E比一克不飽和脂肪酸。

一般人即使大量使用維生素E也不會中毒，但曾有成人每天服用八千單位，結果發生口腔疼痛、頭痛及視力模糊等情形。因此，要避免長期服用大量的維生素E。

⊙維生素E的需要量

嬰兒每天的需要量尚無定論，研究顯示，不同的嬰兒需要量差異達四倍以上，與不飽和脂肪酸的攝取量成正比。在嬰兒出生六個月內，加鐵的配方奶已經是完整的食物，無需另外使用維生素或礦物質的營養劑。

有些科學家認為，每天三十單位是維持健康最低的標準。有些每天只有攝取一・五到一六・五單位的早產兒發生貧血。患黃疸的早產兒，在出生時立刻注射一百毫克的維生素E，即可逐漸恢復正常。我在自己兩個孩子成長的期間，每天給他們一百單位。

健康食品店可買到嬰兒專用的天然維生素A、D，及E混合的滴劑、魚肝油，或劑量由三十到一千單位的單一維生素E膠囊。可以用針刺破膠囊，直接擠進寶寶的嘴裡。較大的孩子可以直接服用，我的孩子們都很喜歡。六個月大時，我建議每天一百單位的維生素

Ｅ，滴劑或膠囊均可。

⊙嬰兒猝死綜合症

猝死是兩個星期到周歲間嬰兒最常見的死亡原因，占該年齡層死亡人數的三分之一，最常發生於三到四個月大的嬰兒。男嬰猝死的人數較多，大多發生於夏天，哺育母乳的嬰兒則很少發生猝死的情形。雖然有關的研究非常多，但是嬰兒猝死的原因仍是未解之謎。解剖研究僅發現其心臟肌肉有輕微的發炎，肺部及心臟有輕微的水腫及出血，或是病毒感染、窒息、牛奶過敏等可能的原因。

雖然以鉅額經費作過數百項調查，卻沒有人關心過營養不當的問題。值得注意的是，各種實驗室及農場的動物缺乏維生素Ｅ時，健康的幼獸經常突然死亡。解剖研究顯示與死嬰兒類似的症狀，像是肺水腫、出血、心臟肌肉退化等。母親在懷孕期間抽菸，會增加嬰兒猝死的機率。

⊙肌肉萎縮

肌肉萎縮初期的症狀並不明顯，醫師可能認為是貧血。起初，寶寶的頭部搖搖晃晃，很慢才學會坐起來、走路及爬行，經常跌倒，再站起來非常困難。孩子看來發育良好，肌肉結實（結痂組織也可以長得又多又硬）。當警覺到有問題而送醫檢查，醫師常說已經無能為力。

缺乏維生素E使肌肉變得無力，結痂組織逐漸取代被破壞的組織，並且出現色素沉澱。肌肉受到嚴重破壞後即失去功能，稱為肌肉萎縮。若能早期發現，充足的飲食加上大量的維生素E即可有助防止惡化。

飲食中缺乏維生素E的動物也會發生肌肉萎縮，若同時缺乏蛋白質、維生素A或B6，很快就會發病，只要及時補充維生素E即可治癒。懷孕中的動物缺乏維生素E時，若也餵食生下的幼獸缺乏維生素E的飲食，再加上油脂，小動物很早就會出現肌肉萎縮。

⊙維生素E與癌

多年來根據動物實驗顯示，維生素E對預防癌症也扮演重要的角色。無法獲得維生素E的動物，只要注射煤焦油染料，就能致癌；維生素E充足的控制組，致癌率較低，症狀較輕，蔓延較慢。破壞維生素E的鹽鐵使癌細胞迅速擴散，而沒有餵食鐵鹽的動物仍然維持健康。同樣地，雌激素增加維生素E的需要，加速癌細胞擴散，攝取大量維生素E的動物，則不受雌激素的傷害。

早在二十多年前就有實驗顯示，餵食植物油（其中含有大量不飽和脂肪酸）的動物，注射致癌的染料時，發生癌症的機率比其他動物高出兩倍。多年以前就已經證實不飽和脂肪酸增加對於維生素E的需要。調查人員不斷提出警告，增加額外的不飽和脂肪酸，卻未

同時增加維生素E是很危險的

兩度獲得諾貝爾醫學獎的奧托・華堡博士（Dr. Otto Warburg）指出，維生素E能夠降低對於氧氣的需要，對於預防癌症有重要的作用，缺乏時將大量消耗氧氣，使組織因缺氧而受損。當氧氣供應量充足，細胞的功能及再生都很正常。另外一位科學家，加州大學動物系亞柏特・巴柏教授（Dr. Albert Barber）說，缺乏維生素E，無法保護身體細胞中的不飽和脂肪酸，「容易受到環境中致癌物質的破壞」，因此，巴柏博士認為維生素E可以用來防癌。

⊙付出的代價

食品在加工過程中消耗或破壞維生素E，與維生素E缺乏有關的疾病愈多、愈嚴重。懷孕期間的疏忽可能造成流產、靜脈曲張、靜脈炎、肺栓塞、早產或死產、畸形兒或智障兒、母親或嬰兒貧血等傷害。缺乏維生素E而使維生素A遭到破壞，也會造成極大的傷害，如異常血液凝結、冠狀動脈栓塞、中風等嚴重的問題。因此，忽略維生素E已經使我們付出昂貴的代價，承受無數的痛苦、鉅額的醫藥費及無數的生命，卻仍然有醫師推薦導致維生素E缺乏的多元不飽和脂肪酸。

23 何時應該添加固體副食品

有一位曾經擔任多年語言治療師的朋友告訴我，愈來愈多的兒童需要語言治療。因為父母用湯匙餵食太多柔軟的食物，影響語言肌肉的發育。

因此，過早添加固體食物的利弊，值得所有父母或小兒科醫師深思。

⊙牛奶被取代

過早添加固體食物（副食品）容易取代牛奶。在孩童的整個成長期間，牛奶遠比其他任何食物重要，卻輕易為麥片及罐裝嬰兒食品所取代。

我在一位朋友的女兒六個月大時初次見到她。她的父母都品貌出眾，而且她從出生起就吃母乳，我期待看到一個漂亮的小寶貝。然而，她長得實在太不可愛。臉上的骨骼已經嚴重畸形，從額頭到頭頂異常突起，臉的下半部緊縮，這種情形就是過早添加固體食物的後果。牛奶減少後，其他的食物都無法補充足夠的鈣質，到了六個月大時，那個孩子天生的美麗已經完全被破壞。她的腦部缺乏良好的蛋白質，可能也同樣受損。這種令人痛心的例子並不罕見。

在寶寶出生後八到十二個星期開始吃固體食物，常使母乳在寶寶六個月之前枯竭。此外，以過度加熱的罐裝嬰兒食品取代母乳，是以劣質的食物取代優良食物的不智之舉，可能使一個天生的梵谷變得資質平庸。

⊙一項可悲的錯誤

在上世紀以前，嬰兒在周歲之前唯一的食物是母乳。在哺乳期間，他們長得好，睡得安穩。但是在嬰兒奶粉中的營養配方尚不完善時，哺育牛奶的風氣就逐漸普及開來，造成許多嬰兒貧血。

許多調查報告不斷指出，過早餵食固體食物，效果將適得其反。許多嬰兒吃嬰兒麥片及罐頭食品仍然貧血，有些甚至嚴重缺乏鐵質，無法使寶寶睡得安穩或更健康。

⊙固體食物有營養嗎？

讓寶寶吃固體食物，主要是增加主要營養的攝取量。然而，根據小兒科醫師協會及許多醫學院所作的研究顯示，過早吃固體食物的寶寶，健康情形不如只吃母乳或營養充足的牛奶的嬰兒。例如，一群受過高等教育的父母，讓孩子吃許多罐裝嬰兒食品，卻造成缺乏鈣、鐵及維生素A、C。

愈早吃固體食物，營養不足的情形愈嚴重，產生的異常也愈多、愈嚴重。結濟拮掘或沒有受高等教育的父母，買不起罐頭的嬰兒食品，唯一的哺育方式是親自授乳，他們的孩子才是營養好的幸運兒，能獲得充足的蛋白質、鈣質、維生素及鐵質等。

⊙造成過敏

醫師們一再警告，過早吃固體食物的嬰兒容易過敏。嬰兒的消化系統尚未發育完全，無法消化固體食物，許多過敏的專家也同意這項說法。在寶寶滿六個月之前沒有必要吃固體食物。太早吃麥片的嬰兒，常因為小麥中的過敏原而發生過敏，對於小麥蛋白質、麥麩（麩質）等敏感的人特別危險，可能導致腹腔疾病。過早餵食固體食物對於健康無益，反而增加過敏的機會。有一次，我讀六年級的女兒由學校帶回來一張影印的表格，讓我填她曾經發生的過敏。我對此十分不以為然，現在孩子們發生過敏或不夠健康，似乎都是理所當然的事情！

⊙造就未來的胖子

多年來，小兒科醫師一致努力讓嬰兒增加體重，卻忽略吃太多糖與澱粉的兒童並不健康的事實。在醫院裡讓新生兒喝糖水及加太多糖的牛奶，迫使孩子一生出就喜歡甜食。完全不吃糖的孩子體重也可以正常增加。

孩子們常會故意多吃以討好母親。母親們遵照醫師的指示，讓寶寶吃罐頭食品，吃得愈多，可以獲得更多的愛與讚賞。這種習慣常種下日後肥胖的原因，這些孩子即使在嬰幼兒時期並不太胖，稍大之後便可能變胖，甚至患糖尿病。

許多吃太甜奶粉及罐頭食品長大的孩子，到了青春期（十到十三歲），很多都變成胖子。在嬰兒時期即開始肥胖的孩子，有半數在六歲時已經胖得非常嚴重，體重居高不下。這些嬰兒當中，有百分之三十六長大成人後變成胖子。研究顯示，至少有百分之八十的糖尿病患者是胖子或曾經肥胖。有無數肥胖的嬰兒變成不快樂的肥胖兒童、可悲的肥胖青少年，再變成自卑的肥胖成人。出生後六個月內只吃母乳的幸運寶寶，不論兒童期或成年之後都很少會變胖。

⊙過量的鹽有危險性

母乳中僅含有少量的鹽（鈉），足以供給新生兒的需要。牛奶與羊奶中鈉的含量比母乳高出四倍以上，吃這些嬰兒奶粉及加鹽罐頭食品的嬰兒，血液中鈉的含量通常偏高。在選購任何嬰兒食品之前，都應該仔細閱讀包裝上的說明。有些嬰兒食品業者已經不在產品中加鹽或糖。過量的鈉會損害腎臟，導致高血壓及中風。

美式食品中所含過量的鈉，會為日後帶來高血壓的隱憂。餵食過量食鹽的老鼠，很快發生高血壓，即使食物中不再有鹽，血壓仍然居高不下。另外的研究顯示，動物愈小開始吃鹽，所吃的量愈大，高血壓發生的時間愈早，壽命也愈短。

罐頭嬰兒食品所含過量的鈉所造成的傷害，幾年之內並不明顯，但會讓小寶寶養成終生喜歡吃鹹食的習慣。食物、藥物、發粉、由軟水機過濾的水、三百種以上食品添加物中的鈉，將使腎臟受損，遲早會形成高血壓。

有一份醫學報告說，十到十三歲的學童當中（吃罐頭食品長大的孩子們），百分之十一患有高血壓。去年夏天，我為兩個女孩及一個男孩設計食譜，他們分別是十一及十三歲，吃罐頭食品的時間都在兩年以上，已經因為高血壓而中風及癱瘓。

⦿鉀的流失

吃加鹽的食物會導致鉀隨尿液流失，進而引起嬰兒腸絞痛或消化不良，也可能造成嬰兒猝死，但尚未證實。鉀對於肌肉組織的收縮非常重要，過量的鈉會使鉀脫離細胞。身體中的鉀流失是造成心臟疾病死亡的原因之一，吃太多鹽而營養不良的寶寶，也有死於心臟疾病的例子。心臟肌肉細胞流失鉀也會發生在成人身上，尤其是天氣炎熱時。長期暴露在熱氣中，身體所排出的鉀為正常的三倍，應該多吃鉀含量豐富的食物加以補充，包括新鮮的水果，尤其是香蕉、蔬菜、堅果、柳橙汁及豆類。

⦿亞硝酸鹽曾經致死

有許多嬰兒因為沖泡牛奶的井水滲有化學肥料中的亞硝酸鹽而致死。若胃液的酸鹼值大於4，食道中的細菌會將硝酸鹽轉變成有危險性的亞硝酸鹽，與血紅素產生反應，阻礙血紅素輸送氧氣，與一氧化碳中毒的情形類似。乳酸菌會增加胃裡的酸度，防止有害細菌孳生。

出生六個星期以下的嬰兒血紅素與成人不同，這段時期的嬰兒對硝酸鹽中毒非常敏感。罐頭食品中的硝酸鹽，已經造成無數的傷害。

⊙其他的壞處

太早讓寶寶吃固體食物，尤其是過度烹煮的罐頭食品，缺點不勝枚舉。一般的罐頭食品中含有大量的精製食物：玉米粉、白米、麵、糖，這些甚至被加在蔬菜及肉類中。磷的含量也很高，可能攝取過量而導致流失必需的鈣質。

另外一項壞處是養成日後不良的飲食習慣。餵寶寶吃東西極耗時間，疲倦、忙碌的母親也無法一直保持心平氣和、有耐心。進食時的不愉快，使許多兒童排斥食物，造成嚴重營養不良。

小兒科醫師終於同意，六個月以前的嬰兒吃固體食物並無益處。醫院刊物指出，母親們為了社會地位，堅持儘早讓寶寶開始吃固體食物。很多母親們認為自己的孩子比別人更早會吃、走路、說話或長出牙齒是值得驕傲的事。

許多現成的嬰兒食品可能造成很大的傷害，使原本健康的孩子們不再健康。

24 簡易的餵食方法

在寶寶六個月大時，除了牛奶，可以開始添加各種固體食物（副食品）。讓寶寶吃固體食物時，要記住寶寶的胃很小，但對於營養的需求很大，不要把胃口浪費在對健康無益的食物上。

⊙簡便的方法

添加固體食物的方式，對寶寶日後飲食習慣的好壞有重要影響。吃飯時讓孩子舒適地坐在餐桌旁的高腳椅上，參與家人之間的社交生活，觀察進餐的方式，由模仿中學習。長出第一顆牙齒之後，代表著寶寶在生理及心理上已準備接受固體食物，可以開始小口地餵家人所吃的食物，或放在高腳椅上的盤子中，讓孩子用手抓著吃。慢慢增加食物的分量，到八、九個月之後，才固定在進餐時吃固體食物。我並沒有為孩子們特別準備嬰兒的食物，包括嬰兒麥片及罐頭嬰兒食品，僅利用食物研磨機作簡便的調理。在寶寶未滿周歲之前，應該在餵奶之後，才讓寶寶吃固體食物。

⊙品質第一

儘可能自己種植蔬菜及水果，或是儘量買使用堆肥而不用化學肥料及農藥的土壤所種植的食物、受精的雞蛋、安全的生乳、石磨磨製的全麥麵粉及麵包。

在烹調過程中務必小心，不要使營養價值流失。徹底但迅速地清洗蔬菜及水果，不要在水中浸泡過久；滲透到土壤中的農藥已經進入新鮮食物的每一個細胞，即使清洗也無法洗淨。蒸熟蔬菜，避免煮燙，否則會破壞維生素及酵素。新鮮的食物優先，其次是罐頭或冷凍食品。若你不知如何烹調，現在就去學，甚至可以自己做麵包。

平日即自行準備飲食的父母們，幾乎不需要為嬰兒另外準備食物。

多年以前由克萊拉・戴維斯博士（Dr. Clara M. Davis）主持了一項實驗，讓十八名六個月大的孤兒自行選擇食物。在實驗之前，他們沒有吃過牛奶以外的食物。孩子們可以由各種自然的食物中自由選擇：天然全脂牛奶、水煮蛋、各種肉類、魚及魚卵、各種煮熟的穀類、果汁、生及煮熟的蔬菜與水果等。食物不加鹽、保持原貌，例如，穀類只作成麥片，不作麵包。

每一名幼兒均個別餵食，而且不互相觀看進餐的情形，也就不會互相模仿。雖然每名幼兒進餐時都有護士在旁照顧，卻不會鼓勵幼兒多吃。如果幼兒想喝杯子裡的牛奶，但自己拿不好，讓士會幫忙拿好，如此而已。所有的食物在餵食之前都先秤過，掉落在地上及圍兜上的食物也蒐集起來加以過磅。

這項實驗得出一些有趣的結果。有一名對蛋白過敏的幼兒，仔細地分開了蛋黃及蛋白，只吃蛋黃，丟掉蛋白。有一個骨架不良的幼兒，自動喝鱈魚肝油的次數達一百一十三次，直到骨骼恢復正常為止。這些孩子們繼續在飲食方面有驚人之舉：有時候一天喝好幾公升牛奶，其他東西吃得很少，第二天幾乎不喝牛奶。他們會在某些時候不吃某些食物，後來又吃得很開心，這種情形一再重覆。有時候他們好幾天都不吃鹽，然後用手抓了一大把來吃，邊吃邊扮鬼臉。有的孩子可能整天不吃東西，第二天又狼吞虎嚥。

每天看起來，他們的飲食非常不均衡。然而，研究某一段期間（數個月）所吃的食物總額，發現孩子們所吃的食物足以供給所需的營養。在整個實驗期間，沒有一個孩子生病，連稍微不適都沒有發生，也沒有人受到感染或過敏。

從這項實驗可看出，只要食物未精製，且營養豐富，讓孩子儘量吃也不用擔心過敏或消化不良。只要準備各種營養的食物，沒有糖或其他精製的食物，孩子可以餵飽自己。這項實驗也顯示孩子在進餐時不受到催促、責罵、嘮叨，才會吃真正需要的食物。

最近有一項類似的實驗是，讓十八個月到三歲的兒童自由選擇營養的食物。該項實驗再次證明，只要不吃精製的食物，兒童可依天生的智慧本能，選擇滿足本身營養需求的食物，獲致良好的健康。

⊙開始要謹慎

如果家人曾經過敏，或寶寶有過腸絞痛或消化不良，最好一次只添加一種食物，五天以後才增加其他新的食物。新的食物每天只吃一次。起初只給一口或四分之一湯匙，確定可以接受時，再逐漸增加分量。如果寶寶無法接受某種食物，或因某種食物導致皮膚出小疹子或其他反應，你就知道應該避免哪一種食物。逐漸讓寶寶習慣各種食物及各種口味，但是在寶寶吃飽時即應該停止餵食。不要哄騙、強迫寶寶吃。適度的讚美，讓寶寶受到肯定經常會有幫助。

寶寶所吃的任何食物都不需要加鹽。如果你為家人煮燕麥片，在加鹽之前先分一些預留給寶寶。其他的食物亦然。

我個人認為，目前銷售的嬰兒湯匙，對於嬰兒的小嘴而言太大了。我建議可買小的咖啡匙，在家人吃飯時讓寶寶拿在手上玩，在正式用湯匙吃飯之前先適應一段時間。寶寶非常喜歡這種湯匙。

⊙首先需要含豐富鐵質的食物

吃奶的寶寶在六個月大時，儲存的鐵質已經消耗殆盡。因此，應該先吃鐵質含量最豐富的肝臟。加少許鹽，用足夠的油煎熟，不要太硬，切成〇·五公分的小塊，讓寶寶自己用手拿著吃。

所有的肉類都含有豐富的鐵質，不需要剁碎，只要切成無需咀嚼即可吞嚥的小顆粒。厚片的蛋白質食物留在胃裡的時間比顆粒狀更長，消化也比較完全。小塊的生牛肉及未加鹽的羊肉、小牛肉、牛排、磨碎的瘦肉、火雞肉、魚或固體的天然起司、乾酪等都可採用這種方式。讓寶寶吃各種食物，四天一循環，不要讓寶寶在四天內重覆吃相同的食物，可以避免累積性的過敏。不加鹽的烤魚或煮魚，只要沒有水銀汙染，其中的鐵質含量雖然比牛肉低，但是更好。但要避免菸燻或鹽漬的魚類。

⊙蛋含有豐富的鐵質

從未曾吃過蛋黃的嬰兒，到了六個月大即應該開始吃蛋。生吃或未煮熟的蛋白可能導致過敏，所以可以把蛋完全煮熟，放在水裡冷卻二十分鐘。每餐先用湯匙餵食四分之一個蛋黃，如果可以接受，就可以讓寶寶吃蛋黃。蛋白中含有非常好的蛋白質，不需要剔除。

⊙寶寶喜歡吃水果

大多數的水果都非常好，不要購買噴灑了農藥或加有大量糖的冷凍或罐頭水果。只要不會引起腹瀉，水果可以生吃，但最好洗淨、削皮或磨成泥。切成小塊的梨、蘋果、桃子，可以讓寶寶用手抓著吃，香蕉泥也非常方便，但要注意表皮是否有殘留殺蟲劑，這對嬰兒可能不好。新鮮的果汁、小片的新鮮橘子或葡萄柚等都很好，不加糖的果汁也不錯。罐頭的果汁在加熱過程已經破壞許多營養，而且罐頭可能腐敗，或滲入某些雜質。自己現榨的新鮮果汁最好。

將下面這些水果切片或剁成泥，只要新鮮不加糖，都可以讓寶寶吃：成熟的李子、梨、蘋果、桃子、梅子、香瓜、柿子、木瓜、芒果、橘子、葡萄柚、鳳梨、草莓、無子葡萄或一般去皮的葡萄。不加糖的新鮮水果或水果乾，如自製的蘋果醬。但蜜棗乾常使寶寶拉肚子，要避免。輪流利用這些食物，水果加上自製的優酪乳或一般市售的優酪乳，就是寶寶理想的食物。

⊙讓寶寶吃蔬菜

寶寶很喜歡吃胡蘿蔔、南瓜、新鮮的豆子、蘆筍，及家人所吃的一般柔軟的蔬菜，用叉子稍微搗碎即可。不加鹽的馬鈴薯連皮烤熟或蒸熟，寶寶也容易接受，蕃薯及山藥也是一樣。烤熟或蒸熟的防風草等冬季瓜類也很好。

甘藍菜類，像是白花椰菜、球芽甘藍、綠花椰菜等，蒸熟的時間不要超過十分鐘就很適合寶寶。

寶寶生吃蔬菜會消化不完全，例如沙拉，要等寶寶兩歲到三歲時才吃。白蘿蔔、洋蔥、玉米、洋菇等也不要讓寶寶太早吃。大豆、乾豆、扁豆等則容易使寶寶肚子脹氣。

⊙麵包及麥片互相替換

如果有時間，可以自己用石磨磨成的全麥麵粉（須冷藏）作麵包。很容易作，揉麵時非常有趣，烘烤時香味四溢，好吃得不得了。

選購麵包時應該仔細閱讀包裝上的說明，只買石磨全麥麵粉作成的麵包。不要買添加有防腐劑、食品添加劑、色素（焦糖）或白麵粉（精製）的。要百分之百全麥製成。多數超級市場中的全麥麵包都含有太多添加劑，我並不推薦。

在健康食品店外的地方購買的麵包，通常是白麵粉加上色素，顏色愈深所加的色素愈多。所謂的大豆麵包通常僅有百分之二十的大豆粉，加上百分之八十的精製白麵粉，營養價值並不高。

營養的麵包與煮熟未精製的麥片可供給相同的營養，因此可以相互替。但是麥片不可加糖，如果父母親在吃麥片時加糖，孩子一定也會要加糖。習慣甜味的人可以用蜂蜜或楓糖取代。除非父母在吃麥片時願意只加全脂奶粉，否則還是讓孩子吃麵包加上牛奶為宜。

所有未精製不加糖的麥片，如小麥胚芽、粗麥片、碎麥片、石磨磨成的各種混合麥片、由健康食品店買到的冷藏麥片等，都很適合全家人食用。習慣了小麥胚芽（最好是真空包裝）的味道之後，可在麥片快要煮好時加上一些。注意過敏的症狀，因為小麥是主要的過敏原因之一。

我通常會用一杯麥片加上半杯非即溶奶粉，慢慢倒進開水中攪拌，補充鈣質及蛋白質。將磨成粗粒的玉米粉用這種方式煮成玉米粥特別好吃，我的丈夫及孩子們都非常喜歡。

煮熟的精製白色麥片中，百分之三十以上的營養已經流失。多數超級市場賣的即食麥片幾乎沒有營養價值。穀類中原有的營養大多被棄置，在加熱時被破壞，或添加比例不當的維生素B而破壞了其中的平衡，而且也加了太多糖。父母們應該避免這類加有精製糖、缺乏營養的麥片。

⊙油很重要

多元不飽合脂肪酸，尤其是亞麻仁油酸對寶寶的健康非常重要，每天半匙冷壓油即可充分供給。讓寶寶變換吃各種不同的冷壓油，如紅花油、葵花油、大豆油、玉米油、花生油、芝麻油等。加在肝臟或作為蔬菜調味，但是必須冷藏，即使輕微的腐敗也會破壞許多營養。冷壓的油最有益健康。

因為所有的油都會增加對於維生素E的需要，必須同時補充維生素E。煎炸的食物對於嬰幼兒都不宜。

⊙讓寶寶吃起司

起司是非常簡便的食物，與水果一起吃更好，我的孩子幾乎每天吃。所有的天然起司都含有豐富的蛋白質及豐富的鈣質，但是有的加了太多鹽。健康食品店可以買到更好的低鈉起司及不加鹽的乾酪。一般的起司對於健康的寶寶都不錯，尤其是吃母乳也不吃其他加鹽食物的寶寶。寶寶長得愈大愈健康，愈能排出多餘的鈉而不會使腎臟受損。

⊙喝牛奶由一杯開始

完全吃母乳的寶寶，應該從六到八個月時開始喝一杯牛奶，尤其是吃大量的固體食物之後。若每天所吃的母乳、全脂牛奶少於三杯（七百毫升），除了優酪乳之外，應該暫時停吃其他的固體食物。只要不引起過敏，牛奶中應該加入蛋及酵母以補充鐵質。

哺育母乳的寶寶，如果能由喝一瓶強化牛奶開始，直到三或四歲，會使他們更健康。如此在寶寶身體不適時也能繼續用奶瓶吃奶，並迅速恢復健康。

授乳的母親每天早上喝一杯熱酵母，對於寶寶的健康特別有幫助，與營養充足的牛奶一樣重要。對於酵母味道不熟悉的寶寶，第一次只能給少量，在他喝下去時立即真心地讚美他。少量而經過仔細調理的熱酵母通常很容易接受，若父母能做良好的示範，寶寶很快就會喜歡強化牛奶。同時，可以增加以杯子喝的牛奶分量。讓寶寶用加蓋附吸管的杯子喝牛奶，對於母親及寶寶都方便得多。

如果每天喝的牛奶分量不足三杯，可以用蜂蜜作成牛奶蛋糊或波菜奶油湯，因為其中含有牛奶及鐵質來源。吃母乳的寶寶因為沒有加酵母及蛋黃，所喝的牛奶中應該補充鐵質，否則可能造成貧血。

每天喝一公升的牛奶最理想，如果寶寶能接受，在整個成長期間都應該如此。不要讓孩子喝脫脂牛奶。

⊙應該避免的食物

如果你只讓寶寶吃未精製的食物，不必忌諱太多東西。因為堅果可能引起窒息，應該稍大再吃。在未滿周歲之前可以吃不加鹽、磨得很細的堅果醬。任何時候都只能讓寶寶吃上面浮一層油的天然花生醬，新鮮花生磨成的新鮮花生醬最好吃也最有益健康。氫化或各種加糖的花生醬應該嚴格避免。

寶寶可以吃以草藥或少量的香料調味食物，但應該避免會引起不適的香辛料，如芥茉或糊椒。

⊙健康或疾病？

超級市場中所賣的食物，半數以上都對健康無益。孩子的健康決定在你的手裡。如果你讓他們吃太多垃圾食物，就會減少他的美麗、活力及靈敏的頭腦。

在整個成長期間都應該避免垃圾食物，包括所有的白麵粉製品及多數現成的麥片、加太多糖的食物，如蜜餞、冰淇淋、甜點、所有的含糖飲料（不論多甜）；加糖、色素及化學香料，只含少量的果汁，甚至完全不含果汁的合成「水果」飲料；膠質的產品、加工過的起司、氫化的脂肪及以氫化油脂加工的食物，如洋芋片。

⊙養成終生的飲食習慣

常有人問我，我的孩子現在都已經長大成人，對於營養是否有興趣，他們似乎期待聽到否定的答案。事實上，在他們幼年時，我們吃的蔬菜及水果大都是自己種的，我自己烤麵包、作優格，兩個孩子都是吃生乳及受精雞蛋長大的，這些都是他們喜歡的食物。

孩子們從小所吃的食物，一輩子都喜歡吃。他們在五歲之前就養成飲食的習慣。孩子開始上幼稚園之後，獲得各種垃圾食物的來源逐漸增加，然而，如果他們有良好的飲食習慣，就不會喜歡這些損害健康的食物。這種良好的飲食習慣將使孩子終生受益無窮。

25 孩子有漂亮的權利

骨骼的發育決定外貌。若飲食中缺乏形成骨骼所需的營養，年齡愈大，各種異常的發育就愈明顯，例如臉型狹窄、緊縮拉長，前額或下巴倒縮、顴骨凹陷等。若臉部中間及下半部發育不良，前額就會凸起；若上半部發育不良，嘴巴突出，會看來虛弱而愚蠢。畸形顎骨使牙齒擁擠不整齊，因此，幾乎每個美國兒童都需要矯正牙齒。

不論哪一種異常都會影響容貌。除了臉部骨骼，臉部肌肉、肋骨、骨盤等也常同時發育不良。

仔細觀察周遭孩子們的骨骼架構，就可以看出各種異常情況，很快的，你也可以成為專家。

正常的骨架及臉型發育不良（參閱附圖）

1. 骨架正常，整個臉部都很寬闊，兩眼的距離很寬。
2. 耳朵上方軟骨部分發育不良。
3. 發育不良，尤其是臉部三分之一以上部分。
4. 骨架發育不良，兩眼距離太接近。
5. 臉部下方三分之一以下發育不良。

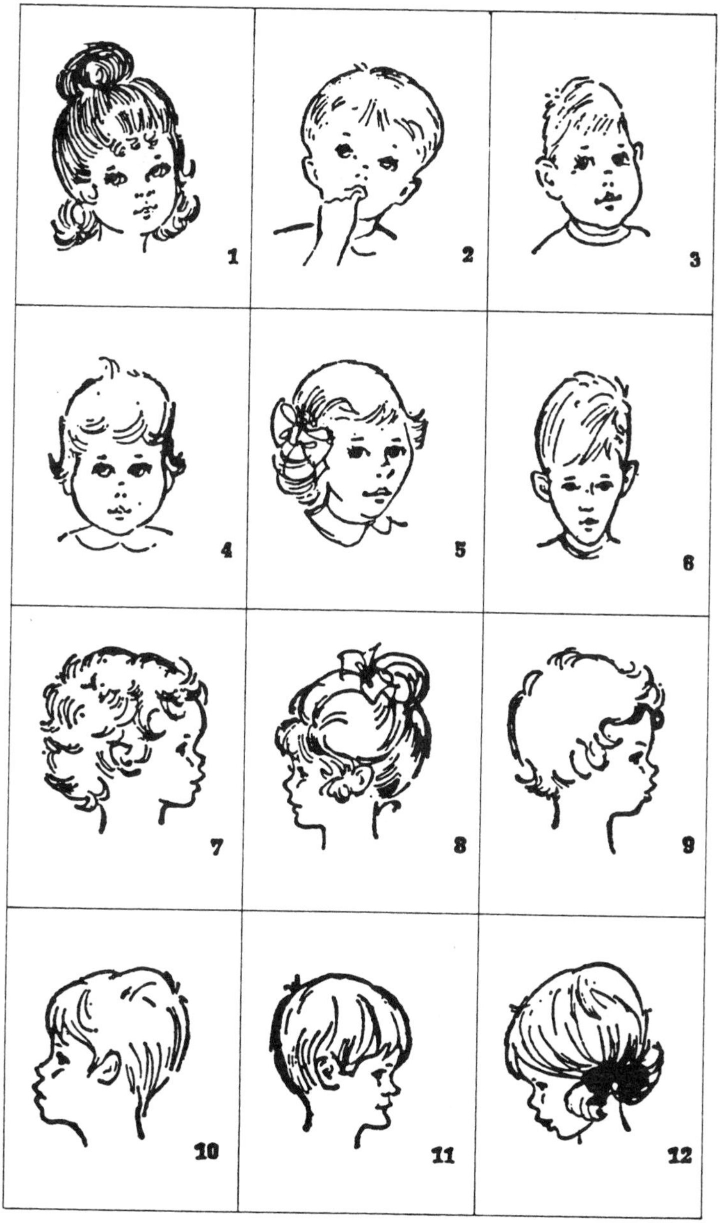
1
2
3
4
5
6
7
8
9
10
11
12

6. 整個頭骨發育停滯，腦部沒有足夠的發展空間。
7. 前額異常突出。
8. 正常的側面。
9. 下巴發育不良。
10. 臉部上端三分之二發育不良。
11. 臉部中間三分之一發育不良。
12. 骨骼發育不良，使牙齒參差不齊。

⊙遺傳的重要性

寶寶一到二個星期大時，請父母從正面及側面，照幾張圓鼓鼓的胸部及窄小臀部（男孩）的相片，這些照片是寶寶遺傳的永久紀錄。如果營養充足，等他長大之後，臉部、胸部、臀部的比例及輪廓，都會和出生時一樣，不會改變（但女孩的臀部會變寬）。懷孕期間飲食不當可能造成出生時骨骼發育不良，因此，新生兒的照片不一定能顯示出遺傳的特質，但還不至於太糟。

每隔六個月左右，將寶寶的骨架與出生時的照片作比較，觀察前額是否突出，臉部是否拉長或變窄，或是遺傳的比例是否有任何改變或異常，以便及時改善飲食。只要營養適當，骨骼就能正常發育，但人們常認為不良的骨架來自遺傳，無法改變。如果某些親戚也長得很像，真正的原因是家族成員幼年時也同樣營養不足。

因為飲食品質降低，我常看見漂亮的母親卻養出相貌平庸的孩子，一代不如一代。

⊙每一種營養都需要

所有營養對於牙齒及骨骼的發育都很重要。缺乏蛋白質、鎂、鈣質、維生素C或D，都會使骨骼發育遲緩或暫時停止。磷也同樣重要，但是因為來源非常豐富，很少會缺乏。

鈣質經常不足，當兒童喝脫脂牛奶，因為缺乏脂肪，無法吸收鈣質。鈣質的儲存需要鎂，以使牙齒及骨骼堅硬。缺乏鎂時，骨骼中儲存的鈣質無法釋出以平衡血液中的鈣，可能會發生痙攣及抽筋。

嬰兒麥片及罐頭嬰兒食品中都只含少量蛋白質，攝取不足時，骨骼無法正常發育，鈣質將隨尿液排出。維生素C能使骨骼強韌有彈性，生雙胞胎時，母親及寶寶的營養都必須非常充足，以避免骨骼畸形。牛奶不可泡得太濃，未成熟的腎臟無法排除新陳代謝之後的廢物。喝牛奶的嬰兒因為攝取過量的磷，阻礙鈣質的吸收，出生後第一個星期的鈣質即比吃母乳的嬰兒低。除了上述的鈣、鎂、蛋白質及維生素C，維生素D更重要。有充足維生素D才能有效吸收鈣與鎂，儲存於牙齒及骨骼，不會由尿液中流失。缺乏維生素D是嬰兒時期及成長期間，骨骼發育不良最主要的原因。

幾乎每一個長得不好看的孩子都非常自卑。如果小兒科醫師及父母們察覺出骨骼發育不良，便能及時改善。

威斯頓・普萊斯（Dr. Weston A. Price）博士環遊世界，研究沒有吃精製食物的人們的骨骼架構。我聽過他多次的演講，看過許多照片。他發現這些吃原始食物的人們，臉部輪廓非常開闊，兩眼距離很寬，顴骨發育良好，臉部三分之一以下很寬，顎骨很大，有足夠的空間讓牙齒長得平直不擁擠。而且他們的下巴寬而有力，不會向後縮。這些研究是在飛機打破原始屏障、帶去文明之前所作的。只要不吃精製的食物，男人及女人都能長得漂亮，不論哪一個種族，每個人的臉都很寬，牙齒像琴鍵一樣整齊，幾乎無一例外。

普萊斯也在同樣的人種中，看到西方飲食中最壞的影響。主要是那些長途運送也不會腐壞的食物：白麵粉製品、精製糖、罐頭食品、咖啡等。吃這些食物長大的孩子們，長得和其他吃原始食物長大的孩子們不同。如果父母在受孕前吃「文明」的食品，他們的孩子也會出現各種外貌的缺陷：窄而扁的臉、拉長的前額、兩眼擠在一起、兩耳之間的距離比他們父母親減少三分之一，而且幾乎百分之百顎骨很窄，牙齒擁擠，參差不齊。普萊斯醫師所著《營養與生理退化》一書中可以看到這些人的照片，在美國各地圖書館都可以找得到。由一些實例中，普萊斯醫師發現某些家庭中，祖父母只吃原始的食物，父母卻接受西方的食物，營養較不良，但是在他們生兒育女之前，又遷居到偏遠的地方，只能獲得自然的食物，結果第三代的骨骼架構像祖父母而不像父母。幸運的是，父母不良的骨骼架構並未遺傳下來。

⊙軟骨症病例迅速增加

嬰兒缺乏維生素D會造成骨骼嚴重異常，稱為軟骨症。我在完成食療訓練後的第一份工作，是在紐約東區的朱迪森健康中心工作，那裡的病人大都是來自義大利南部及西西里島的義大利移民。我的工作是在每個星期開放數次的嬰兒門診中，根據醫師的診斷，教導母親們如何哺育孩子。檢查結果千篇一律都是軟骨症。

有幾位優秀小兒科醫師在門診中輪班，教我們如何看出骨骼發育不良。「前額應該平直，不可突出或拉長」。觀察嬰兒的臉部時，耳朵上的骨頭應該與下方的顴骨成一直線，不可突出。兩眼之間，從眼睛邊緣到耳朵都要寬闊，眼睛不可過於凹陷。嬰兒平躺時，貼近看胸部，應該寬、圓、鼓起，不可窄或平，下端的肋骨不可突出。抱著孩子站起來時，胃部不可鼓起。另外兩腿要直，腰部骨骼應該發育正常等。

我們向每一位母親強調，每天讓寶寶吃鱈魚肝油、帶到陽台上作日光浴的重要性。但是鱈魚肝油要花錢買，而且寶寶吃了後有難聞的氣味，而且母親們必須爬上公寓樓梯，才能到達有陽光的屋頂（我們作家庭訪視時，自己帶著手電筒）。此外，在義大利，沒有人讓孩子吃鱈魚肝油，但是每個人都長得很好。

有些母親小心地讓寶寶吃魚肝油，我們看到寶寶鼓起的前額及肋骨慢慢恢復正常，變成漂亮的孩子。有些母親則想到時或買得起時才斷斷續續地供給。結果寶寶骨骼雖略微改善，但是骨架仍然長得不好，小臉仍然狹窄，顎骨向內縮，前額突起，兩眼的距離太近，胸部中空發育不良，相貌平庸。沒有吃魚肝油或曬太陽的孩子們則每況愈下。雖然多數的孩子都吃母乳，也沒有吃罐頭食物，但維生素D是否充足決定了孩子的美醜。

吃鱈魚肝油的孩子們，軟骨症完全消失。每天由無毒的魚肝油中獲得九〇〇—一八〇〇單位天然維生素D的嬰兒，都長得很漂亮。當時許多開業的小兒科醫師在受醫療訓練時，軟骨症並不普遍，因此這種疾病並未受到重視，他們甚至看不出骨骼的異常。脫脂牛奶阻礙脂溶性維生素D的吸收，骨骼雖可以逐漸恢復正常，但是損害矯正的程度是依兒童的年齡及其他營養是否充足而定。

⊙節省金錢

整齊的牙齒對一個人的容貌有重要的影響。在寶寶還小時，觀察孩子的口腔內部，牙床應該是完美的半弧形，有足夠的空間供牙齒生長，不致於擠在一起。許多新生兒的牙床弧度都很正常，但因為營養不良，在周歲時變成U字形或V字形。口腔的腔拱應該低而圓，像圓形屋頂，不該窄小陡峭。你可以每隔一陣子，畫出寶寶的牙床及腔拱的形狀，並把它和寶寶的照片放在一起比較，檢視骨骼發育是否正常，據以改善飲食。

如果懷孕期間其他方面的營養都很充足，維生素D的攝取量可以決定牙齒琺瑯質與象牙質的厚度與密度。懷孕期間的飲食對於寶寶牙齒形成非常重要，琺瑯質與象牙質的厚度與密度愈大，蛀牙的情況愈少。恆齒在出生後數個月即形成，口腔內的骨骼也迅速發育。若任何必需的營養不足，骨骼會變得小而易碎。牙齒的琺瑯質很薄，鈣化不良，有小蛀洞及隙縫，在顯微鏡下觀察，可以看見牙齒礦物化非常不良，看起來像蜂窩組織。氟無法預防此類牙齒迅速蛀蝕。此外，牙床發育不良將使恆齒擁擠不堪，變得更難看。

用顯微鏡觀察數千名兒童的乳齒，高度礦物化的牙齒中百分之七十八不會蛀牙，若結構不良，則只有百分之六沒有蛀牙。在英國的一項研究中，讓學童吃鱈魚肝油或其他天然的魚肝油持續十三年以補充維生素Ｄ，這些學童蛀牙的機率，比其他沒有獲得維生素Ｄ的學童顯著降低。來自陽光的維生素Ｄ也能減少蛀牙，因此美國南部的兒童蛀牙機率是美國北部兒童的一半。陽光充足的年度，則比多陰雨的年度更少蛀牙。

除了缺乏維生素Ｄ，蛀牙的原因還有很多。德州達夫史密斯郡因為沒有人患牙痛而聞名，推測可能是土壤中含豐富的鈣質，經過調查卻發現，是鎂的攝取量高。鄰郡的鈣質比達郡更高，而鎂的攝取量只有一半，蛀牙的情形卻比達郡多五倍半。雖然沒有針對鎂的研究報告，但是骨骼分析卻顯示，達郡人骨骼中的鎂比鄰郡多出五倍。鎂能促進牙齒琺瑯質中鈣質的儲存，預防蛀牙。

氟無法完全防止蛀牙的主要原因，是人們吃了太多精製的糖。美國的兒童百分之九十八都有蛀牙，表示嚴重營養不良。

蛀牙也像擁擠的牙齒一樣，有損兒童的容貌。另一方面，如果營養充足，可以節省看牙醫的費用。用矯正牙齒的錢買營養補充劑已經綽綽有餘。

⊙骨骼結構正常的其他好處

臉部骨骼正常時，發育正常的鼻竇使聲音有良好的共鳴，這也是偉大歌唱家必備的條件。相反地，若臉部的骨骼小且發育不良，鼻竇容易發炎，鼻膿淤塞，常造成頭痛。胸腔發育良好的人，才有足夠的肺活量成為傑出的運動員，也不容易受呼吸道感染。背部及腿部的骨骼異常不易察覺，卻使許多人受背痛及足部問題困擾多年。小女孩骨盆發育不良，將來必須剖腹生產。

⊙矯正缺陷

如果營養充足，在成長期間發育不良的骨骼會逐漸恢復正常。我看過一個孩子，在改善飲食之後，牙齒的弧度逐漸形成，彎曲的牙齒無需特別矯正就變得整齊。一般而言，兒童的年齡愈小，成長的速度愈快，只要營養充分滿足所需，就能改善骨骼的發育。我們應該強調的是如何預防骨骼發育不良，而不是事後的亡羊補牢。同時，也不可忽略懷孕期間良好的營養補給。

幾年以前，有一位母親問我如何養育兩個十六個月大的雙胞胎女兒。她們的臉已經嚴重畸形，其中一個臉又窄又長，父母都叫她「小兔臉」；另外一個平板臉、塌鼻子，父母都擔心她不聰明。每天讓她們各吃兩匙魚肝油，並改善其他飲食，結果女孩們的臉顯著改變，現在她們都長成相當漂亮的小女孩。

⊙事半功倍並不難

我看過許多臉部狹長、胸部隆起的孩子，改善飲食二到三年之後都長得不錯。若未及時補充維生素D，等到七歲之後，將會造成過度損害，即使稍有改善也無法完全矯正。

我看過兩個孩子因為嚴重的過敏，幾乎以醫院為家。我很驚訝的是，兩個孩子都很漂亮，骨骼發育非常好。雖然母親對於營養一無所知，但在孩子的嬰兒時期，她幾乎每天讓孩子吃魚肝油。她告訴我：「這是我唯一沒有疏忽的事」。

必須有持續充足的飲食，才能使骨骼獲得最好的發展。最近有一位朋友帶著她十幾歲的女兒來看我，那個孩子嬰兒時期很漂亮，十歲時還相當好看，現在卻醜得讓人難過，臉部的骨骼嚴重變形。她的母親對於飲食不當與孩子容貌的關係仍然一無所知。若飲食不當，礦物化良好的牙齒，也會很快變成蜂窩狀。適度補充之後，鈣、鎂及磷會再度修補牙齒中的琺瑯質，矯正不良的牙齒。

⊙值得注意的事項

如果想讓孩子長得漂亮，從出生第一天起，就應該隨時注意蛋白質、鈣質、鎂、維生素C，尤其是維生素D等各種營養的充足。出生後三個月內若未及時改善欠缺的營養，就會損及遺傳的潛在美麗。成長迅速，骨架較大的孩子，需要更多的維生素D。吃母乳的孩子在斷奶之後可能發生軟骨症，骨骼結構退化。魚肝油中天然的維生素D比較好，但是不要在牛奶中加入維生素D，否則會附著於奶瓶上。

維生素D能促進鈣與鎂的吸收，因此在整個成長期間都應該持續補充。維生素D及鈣必須有脂肪時才能被吸收。在成長階段，即使是肥胖的孩子都不宜吃脫脂牛奶。補充油脂時必須同時增加維生素E。水溶性的維生素D滴劑可能具有毒性，使用時應該謹慎。

幫助自己的孩子達到遺傳潛能，給他們一生的魅力與滿足，你自己也會引以為榮。

26 嬰兒時期的異常

如果婦女在懷孕期間營養極佳，並且親自授乳，或是讓寶寶吃營養充足的嬰兒配奶，很少會發生異常。然而，並非每個孩子都這麼幸運。接下來的兩章可以幫助母親及醫師們處理這些異常。

⊙腸絞痛

寶寶大聲啼哭不停，即可能是腸絞痛。原因有很多，例如受到驚嚇、消化不良、腸內細菌繁殖，形成脹氣等。缺乏維生素B會阻礙消化，使脹氣更嚴重；缺乏鎂、鈣或維生素B6會導致腸抽筋，也可能被當為是腸絞痛。

如果婦女在懷孕期間受到太大的壓力，血糖過低、過敏，或是節食而營養不足，胎兒的腎上腺可能受損或衰竭。

多數母親在寶寶劇烈啼哭時直覺地餵食，但患腸絞痛的嬰兒無法完全消化食物，給更多食物只會使情況惡化。可以給寶寶吃母乳，少量多餐，並且用安撫奶嘴。必要時可用手擠出母乳，以免乳汁分泌減少。

如果寶寶的配方奶中含有乳糖以外的任何糖分，都應該立刻停止使用。讓寶寶吃無糖優酪乳或乳酸菌牛奶，以促進有益細菌的成長，消除形成脹氣的不良細菌。暫時讓寶寶吃不加鹽或低鈉的牛奶，持續數天。如果沒有顯著的改善，則應該停止這些措施。吃任何固體食物都不可以加鹽。為了促進消化，可以在牛奶中加入粉狀、液體或顆粒的消化酵素。一匙消化酵素含有四克胰酵素、五十毫克胃蛋白酶、〇・五克胃酸及一克膽汁萃取物。在腸絞痛停止後就應該停用。

有一項關於腸絞痛的說法是，母親在懷孕期間營養不足，導致胎兒腎上腺衰竭，才會造成腸絞痛。必須等腎上腺恢復健康與正常的功能，才能完全根治相關的疾病，包括過敏、低血糖等。

⊙脂漏性皮膚炎

新生兒頭皮出現的黃色硬癬「搖籃帽」是一種脂漏性皮膚炎，如果寶寶的頭髮濃密，看起來就像頭皮屑。缺乏維生素B６或鋅，都會發生脂漏性皮膚炎。

母乳中維生素B６的含量比牛奶少很多，如果母親另行補充，乳汁中的含量也會增加，但必須有鎂才能充分吸收。授乳的母親可每天吃酵母、肝臟、二百五十毫克的氧化鎂、二十五毫克的維生素B６；喝牛奶的嬰兒則要每天在牛奶中加入酵母、優格或乳酸菌、十毫克的維生素B６。這樣寶寶的「搖籃帽」很快就會痊癒。

若維生素B６吸收不良，可用含有維生素B６的軟膏擦在寶寶的皮膚上，也能有效治療脂漏性皮膚炎，健康食品店可以買到這種安撫藥膏。或者可將B6片劑研成粉末，加入植物油或冷霜，經常擦少許在寶寶的頭皮上。

⊙尿布疹

若懷孕期間母親健康情況不佳，有些嬰兒出生後不到一週即會發生尿布疹，尤其是餵食糖水或牛奶中含有乳糖以外的糖。嬰兒的皮膚表層分泌一種保護皮膚不受刺激的油脂，是由不飽和脂肪酸所形成。喝脫脂牛奶或豆奶的嬰兒，缺乏亞麻仁油酸，也會發生嚴重的尿布疹，補充必需脂肪酸之後就能立刻治癒。母乳及全脂牛奶都含有亞麻仁油酸，營養充足的嬰兒很少發生尿布疹。

新生兒都缺乏脂溶性的維生素A、D、E、K，因為脂肪無法通過胎盤。缺乏維生素A、E特別容易發生尿布疹。增加由鱈魚肝油中的維生素A，每天一萬五千單位，加上四百單位的維生素E，持續三、四天，可以治療嚴重的尿布疹。天然的維生素A、D，及E滴劑比脂溶性的維生素A、E更能有效治療尿布疹。膠囊中的維生素A，或維生素E軟膏，都可以直接擦在患部，具有緩和的功效，一個小時內就能改善。

有些母親在寶寶的皮膚塗上厚厚的礦物油，即所謂「精純的嬰兒油」。這種油能經由皮膚進入血液中，吸收維生素A、D、E及K，再隨糞便排出。由於身體已經缺乏這些必需的維生素，不應該再使用礦物油，應該用植物油保護皮膚。

⊙鵝口瘡

喝牛奶的嬰兒常因尿布疹惡化而形成鵝口瘡，尤其是母親曾經發生陰道感染，缺乏維生素A更容易發生。鵝口瘡是一種細菌感染的疾病，若腸內細菌無法合成維生素B，或口服抗生素破壞腸內有益細菌，經常會造成鵝口瘡。缺乏維生素B時鵝口瘡菌會在腸內孳生，蔓延到肛門附近的皮膚，使直腸及陰道嚴重發炎。

口腔內發生鵝口瘡的情形更普遍，症狀是紅腫、疼痛，舌頭、牙齦、臉頰內側出現白點。如果寶寶吃母乳，會很快傳染到母親的乳頭，造成持續的疼痛，數週都無法痊癒。每天餵食嬰兒一百毫克維生素B中的菸鹼酸，鵝口瘡就能在兩個星期內痊癒。如果授乳的母親每天吃新鮮的肝臟、酵母、一顆綜合維生素B及一千毫克維生素C的營養補充劑，就能治癒寶寶及自己疼痛的乳頭。喝牛奶的寶寶則應該立即增加酵素、優格，將含有一百到三百毫克的菸鹼酸片研成粉末，或將半匙綜合維生素B糖漿加入牛奶中，短期即可見效，最多只需數天的時間。

⊙膿痂疹

這是一種高度接觸性皮膚傳染病，是葡萄球菌或鏈球菌在皮膚割傷或瘀傷時侵入所造成的感染。感染後三天內給寶寶一千單位魚肝油中的維生素A，及一百單位維生素E，幾乎可以立刻痊癒。若持續三天以上，則須請教醫師。在患處塗抹鱈魚肝魚，或含有維生素A、D、E的油脂有緩和的作用。維生素E軟膏或由膠囊中擠出的維生素E，可以代替抗生素藥膏使用。

⊙痱子

若寶寶長了痱子持續數個星期，可每天給一百到兩百毫克的維生素C，持續三到四天，很快就能痊癒。熱所造成的壓力會形成組織胺而產生痱子，而維生素C對抗組織胺有顯著的效果。

如果痱子變得更嚴重，授乳的母親應該立刻增加維生素C的攝取量，喝牛奶的嬰兒則可將維生素C加在牛奶中，或直接以湯匙餵食。

有一位朋友說將維生素B6研成粉末，加水溶解，敷在發癢的皮膚上，可以立即止癢。我自己沒有試過，如果她的方法正確，生嚴重痱子的嬰兒也可以用這種方法，或用維生素B6的糖漿或膠囊。

⊙濕疹或皮膚疹

只喝脫脂牛奶、去脂或只含飽和脂肪椰子油的豆奶的嬰兒缺乏亞麻仁油酸，常在出生後第一個月發生濕疹或皮膚疹。讓這類寶寶吃母乳、全脂牛奶或羊奶、冷壓植物油，就能治癒此類型濕疹。以少許植物油，如冷壓葵花油敷在患處具有緩和作用。

缺乏某些維生素B也可能造成濕疹，喝牛奶的嬰兒經常發生。維生素B能促進腎上腺（分泌皮質醇）及腸內酵素的作用，有助於消化及吸收脂肪與鋅。喝豆奶的嬰兒常發生濕疹的原因之一是其中不含乳糖。若嬰兒的牛奶或母親飲食中補充酵母及無糖優酪乳，以乳糖代替一般的糖，皮膚疹可以很快痊癒。

⊙嘔吐

缺乏維生素B6時可能會發生噁心及嘔吐，吸入大量空氣也會引起嘔吐。嬰兒嘔吐常被認為是司空見慣，醫學刊物也很少探討。

嬰兒出生時可能缺乏維生素B6。母乳中的含量並不豐富，牛奶中也很少添加，有些人缺乏時可能發生嘔吐。持續嘔吐時，我建議每天在配方奶中加十毫克維生素B6，授乳的母親暫時每餐飯後吃二十五毫克B6。若效果不佳則須請教醫師，否則持續嘔吐可能造成脫水，尤其是嬰兒。

⊙幽門狹窄

研究發現，這種情形常發生於月齡極小的嬰兒，特徵是劇烈的嘔吐。有一個四個月大的嬰兒，連續嘔吐數日，飢餓而暴躁，狼吞虎嚥地吃掉一碗麥片之後，不久又吐了滿地。

後來我建議每一個小時讓他吃一匙用牛奶泡軟、沒有煮過的小麥胚芽，結果嘔吐奇蹟般地停止了。

有幾個嬰兒在使用維生素B之後停止嘔吐。每天給予三十毫克的維生素B6、四分之一匙氧化鎂（可提供二百五十毫克的鎂），及完整維生素B補充劑，至少持續三天，有時甚至可以不用開刀。

⊙便祕

糞便乾硬不易排出，即稱之便祕。即使排便的次數非常少，只要糞便柔軟，就不算便祕。很多健康餵母乳的嬰兒每隔五到七天才排出大量糞便，那是正常的情形，無需擔心。若嬰兒喝的配方奶營養因為高熱而被破壞，且添加精製糖，則容易發生便祕。

糞便乾硬的嬰兒可能是缺乏維生素B及鎂。所有含豐富維生素B的食物都有緩瀉的作用，必須注意補充鎂以防止腹瀉。發生便祕時，應該立即採取下列步驟：配方奶的糖類只能是乳糖，並添加酵母、鎂、乳酸菌或優格。如果牛奶中已經添加這些食物，則應該暫時增加分量。若持續便祕，應該請教小兒科醫師。

使用灌腸劑時，不可用未經消毒的水進入身體，以免破壞脆弱的腸壁。礦物油會搜刮殆盡寶寶體內的維生素A、D、E及K，這些東西都不適合嬰兒使用。粗食對於預防便祕非常重要，小麥胚芽、乾燥的肝粉、麩糠等都可以防止寶寶便祕。

⊙腹瀉

健康、正常的寶寶每次換尿布都可能看見柔軟的糞便。糞便成液體狀，完全不成形，形狀明顯改變才是腹瀉。喝豆奶或脫脂牛奶，或飲食中缺乏亞麻仁油酸的寶寶可能發生腹瀉，腸道感染及抗生素也經常造成腹瀉。吃大量的優格或乳酸菌即可治療上述兩種情況。

加糖的配方奶也可能造成腹瀉，尤其是缺乏消化酵素的早產兒。除了乳糖，應該立即停止食用所有糖，只要一般的營養充足，酵素的分泌將很快恢復正常。

維生素B中的菸鹼酸有治療腹瀉的效果。有一對年輕的父母帶著幾個星期大的小女兒來找我，她已經因為嚴重腹瀉而住院，那天下午才轉到另外一家醫院。我給那位母親一百毫克的菸鹼酸片，讓她放在孩子的舌頭下面，溶化後立刻再放一片，也暫時加在配方奶中。第二天，腹瀉就停止，孩子也出院了。雖然腹瀉的原因有很多種，但是多數的嬰兒在補充維生素B之後就都能痊癒。

有充足的維生素B６及蛋白質，身體中的胺基酸即可形成菸鹼酸（維生素B３）。飲食中若完全不含維生素B６，即會發生腹瀉。各種研究顯示，多數嬰兒都缺乏維生素B６及菸鹼酸，尤其是出生時體重太輕的嬰兒。腹瀉嬰兒的飲食中，蛋白質和色胺酸的含量都很少，母親們經常以嬰兒食品取代良好的牛奶蛋白，因此每年有數千名缺乏維生素B及蛋白質的嬰兒會因為嚴重腹瀉而住院。

腹瀉也是過敏的常見症狀。讓小麥過敏的孩子持續吃小麥胚芽及麥麩，腹瀉的情形無法好轉。同樣地，如果因為牛奶或乳糖過敏而造成腹瀉，應該暫時停吃這些食物，並且以不含乳糖的豆奶代替。

寶寶的營養愈不良，愈容易發生腹瀉，而且嚴重的腹瀉會流失大量營養，可能使健康的孩子嚴重營養不良。例如，腹瀉常使鎂嚴重缺乏而發生顫抖、肌肉痙攣，甚至癲癇。雖然鎂有緩瀉的作用，但如果在腹瀉期間每天補充四百到五百毫克的鎂，可以促進食慾，加速復原，增加睡眠時間，幫助寶寶放鬆。腹瀉時鉀流失可能引發腸絞痛或使心臟受損，因此應該暫時避免吃鹽，因為鹽會增加尿液中鉀流失的量。

研究顯示，即使有嚴重腹瀉，吃下愈多營養的食物，吸收愈多的營養，腹瀉愈快停止，但要避免奶油及其他不易吸收的脂肪。

已經吃固體食物的較大兒童，應該多吃含豐富維生素B及蛋白質的食物。有些醫師認為，蒸熟的胡蘿蔔及香蕉泥特別能緩和腹瀉，建議可以試試看。

如果吃母乳的寶寶發生腹瀉，母親應該改善自己的營養，並增加餵奶的次數。每餐吃一百毫克以上的菸鹼酸，乳汁中的含量也會增加。不要因為腹瀉而斷奶，孩子需要更多的食物，腹瀉已經是很大的壓力，不要同時斷奶。

27 預防感染

有很多方法可以預防感染，只要母親們善用這些知識，就能養育出從不生病的寶寶。很多研究顯示，只有在體質不佳、虛弱時才會發生感染。感染時的健康狀況，對於感染的嚴重性及期間長短，甚至孩子的生死，具有決定性的影響。

⊙健康的守護天使

如果飲食中營養充足，當細菌或病毒入侵，淋巴組織就會產生一種蛋白質的物質——抗體，每一個抗體都能對抗某種特定的病毒或細菌。抗體是每一個人健康的守護天使，將病毒及細菌變成無害，防止感染。

某種特定的抗體形成之後，只要飲食中含有足以製造該種抗體的營養，身體的淋巴細胞便能在必要時迅速製造。孩子的身體內同樣可以製造數千種不同的抗體，對抗無數種病菌及病毒的威脅。

哺育母乳的嬰兒，對於感染的抵抗力，依母親乳汁中抗體的數量而定。喝牛奶的嬰兒因為缺乏此種優勢，抵抗力較弱。

⊙幫助抗體產生

維生素A、C、B1、B2、B6、生物素（B7）、菸鹼酸（B3）、泛酸（B5）、葉酸（B9）必須充足，才能製造抗體。身體中的蛋白質由二十二種胺基酸以不同的組合構成，其中有八種稱為必需胺基酸，無法由身體自行合成，必須由其他來源獲得。身體同時需要各種胺基酸以合成蛋白質，如果蛋白質攝取量太低，或缺乏某種胺基酸，抗體的產生即受阻，甚至完全停頓。食物中所含的完全蛋白質，如蛋、肉、起司、堅果及穀類等太少，會特別容易受到感染。

哺育母乳的孩子很少受到感染，但斷奶之後若營養不足，也可能經常受到感染。缺乏必需的營養即無法再製造抗體，抗體減少是飲食不當的第一個徵兆。飲食改善之後，抗體的數量可以在數個小時內增加百倍，身體便容易復原。

⊙其他的防衛戰士

受到感染的威脅時，身體還有其他的守護天使，即白血球及淋巴細胞，可以消滅或使病毒或病菌變得無害，也可分泌干擾素阻止病毒繁殖。但缺乏蛋白質、任何一種必需胺基酸或維生素A、B1、B6、C或葉酸，都無法合成這些保護的物質。酵母、小麥胚芽、蛋黃、肉類、牛奶、某些堅果及多數的穀類，都有助於促進製造抗體。

⊙抗感染的維生素A

世界健康組織發表了一份有關感染的報告說，每一種感染或感染性的疾病幾乎都與維生素A缺乏有關，其中摘錄五十項科學研究支持這項說法。充足的維生素A具有多種防止感染的作用，其中一項是保護黏膜，即覆蓋在身體所有通道內側，包括肺臟、鼻竇、胃，或所有類似口腔內膜的組織。黏膜組織的黏液中含有一種酵素（溶酶），能摧毀病毒及病菌。纖毛每分鐘來回擺動二百五十次，黏液不斷沖刷，所有病毒及病菌都無法生存。抽菸會防礙纖毛的運動，香菸的菸及空氣中的苯芘，都會抑制纖毛排出呼吸道中病毒及病菌的能力。

病毒及病菌在侵入組織後才會對人體造成傷害。病毒必須利用人體細胞中的再生機能才能繁殖。營養充足時（尤其是維生素A），溶酶會產生消化細菌的酵素，有助於摧毀眼淚、汗液，及唾液中的病原有機體。若維生素A不足，黏膜中的細胞變得枯竭而乾硬，將無法再分泌黏液、生長纖毛，或產生消化細菌的酵素，表面便會累積病菌。缺乏維生素A的動物常很快死於感染。當缺乏維生素A而感染的動物奄奄一息，及時補充維生素A常能使牠們起死回生。如果在孩子的飲食中加入新鮮蔬菜或其他維生素A的良好來源，在五到七天內，溶菌酵素便能顯著增加，並且維持正常狀態。

幼小的嬰兒常受各種感染，因為出生時缺乏維生素A。若無維生素E，補充的維生素

A都會遭到破壞。維生素E是抗氧化劑，可以保護維生素A。此外，飲食必須有足夠的脂肪，才能吸收維生素A、D、E、K，脂肪的多寡也會影響吸收的效果。補充低分子量及短鍊脂肪酸的效果最好。若沒有足夠的脂肪，即使食物中含豐富的胡蘿蔔素（蔬菜及水果的黃色，可以轉換成維生素A），仍然無法改善缺乏維生素A的情形。此時在飲食中增加不含維生素A的脂肪，可以促進胡蘿蔔素合成維生素A，迅速增加血液中維生素A及胡蘿蔔素的含量，所有因缺乏維生素A而產生的症狀都消失。我特別強調此點，是因為有許多嬰兒都缺乏維生素A，而且人數正迅速增加。

小兒科醫師讓嬰兒喝脫脂牛奶配方，阻礙維生素A的吸收而導致缺乏維生素A。不吃保護維生素A的維生素E，太多固體食物取代母乳或全脂牛奶，都因而減少維生素A的攝取量。很多醫師在維生素A缺乏時遽下斷語，誤認為是過敏，不讓小孩喝牛奶，減少了最好的動物性蛋白質，各種感染也就隨之發生了。

⦿最好的抗生素

維生素C可以預防感染，維持接連組織的強度，使病毒及病菌無法入侵體內，並增強腎上腺荷爾蒙的分泌，對於抵抗感染有非常重要的作用，還有助於細胞蛋白質及抗體的合成，增強白血球的噬菌作用。

弗烈德・克蘭納醫師（Dr. Fred R. Klenner）成功地以大量維生素C治療感染。重病的嬰兒送來診治時，已經吃了各種抗生素，很多都奄奄一息，或是失去意識，沒有太大存活的希望。克蘭納博士每隔二到四小時為病情嚴重到無法吞嚥的孩子，注射一千到三千毫克（一到三克）維生素C，並視病情的嚴重程度酌量增加劑量，通常能讓他們恢復意識，而且在注射第一劑維生素C後數個小時內恢復進食。然後再以口服維生素C溶液，劑量則隨復原的程度而遞減。

二百四十五名患肝炎的兒童，每天服用一萬毫克維生素C後，復原非常迅速。一千三百六十七名輸血的病人每天服用二克以上維生素C後，只有三個發現非B型肝炎；而一百七十名沒有服用維生素C的輸血病人中，有十二名感染肝炎。

醫師們都一致公認維生素C是最好的抗生素，連嚴重感染的嬰兒都可以使用，不會引起任何過敏反應，也沒有毒性。維生素C能抑制病菌的生長，消除病毒及病菌的毒性。大量的維生素C能對於腦炎、腦膜炎、肺炎等嚴重的感染，或鼻竇炎、一般感冒等，都有加速復原的作用。

在感染初期，或出現感染症狀時，就應該立刻使用維生素C。多吃柑橘類水果的白色內皮，其中含有豐富的維生素C。在疾病初期使用的效果最好，所需要的劑量也最少。藍諾斯・保林（Linus Pauling）及其他研究維生素C療效的研究人員強調，維生素C使用的劑量寧可過多也不要不足，若嬰兒能口服維生素C，則沒有注射的必要。在感染的症狀出現時，每隔四個小時讓寶寶吃一至二克維生素C，持續一、兩天，感染即消失，不會有其他併發症。

嚴重感染時所需的劑量非常大。例如，有一個朋友的小女兒因為麻疹併發腦炎，已經失去意識。她的母親和我試著給她維生素C的溶液，但是大都流出來，後來我們將維生素C溶液作成果凍，不斷放進她微張的嘴裡。整個下午我們大約給她五萬毫克的維生素C。後來她被送到醫院住院治療。醫院中同時還有另外三個孩子，每個人都已經昏迷十天以上。我們的小女孩隔天早晨清醒，愉快地吃了早餐，經過測試顯示，腦部並未受損。這種治療方式只適用於緊急狀況，並且須經醫師指示。

讓已經生病的嬰兒突然增加維生素C的劑量會導致腹瀉，逐漸增加劑量或改用注射的方式，則不會引起腹瀉。因此，我在孩子們健康時，給他們相當大量的維生素C，通常是每瓶奶中加二百五十或五百毫克。如果受到感染的威脅，他們可以服用大量的維生素C而不會腹瀉。如果糞便變稀，應該減少維生素C的用量，但不要停止。

病童的父母常問我，如果維生素C真的比抗生素更好，為何醫師們不使用？一位醫師說，維生素C的作用被忽略，是因為會造成藥廠、專業刊物及醫師本身的金錢損失。例如有一位醫師發現大多數感冒服用四千到五千毫克維生素C後，即能消除流鼻涕、鼻塞、咳嗽、喉嚨痛、頭痛、聲音嘶啞等症狀。他向十一家不同的醫學刊物投稿，卻全部被退稿。有一位編輯很坦白地告訴他，刊出一般感冒的有效治療方法對刊物本身不利，所以很多小兒科醫師都沒有讀到有關維生素C作用的研究結果。

很少人知道有哪些製藥廠推出維生素C的注射劑，實際利用的人更少。每年我都收到很多讀者來信，詢問有哪些醫師使用維生素C注射劑，但很抱歉，據我所知還沒有。我們可以自行製作維生素C溶液，在必要時讓寶寶每個小時吃一克，則不需要注射。若等到實際發生感染，所花費的醫藥費足以購買十年份的維生素C。

⊙維生素B６及泛酸的重要

飲食中缺乏泛酸（B５）的動物，很快就受到感染，有半數還未出現缺乏的症狀即已死亡，即使略微缺乏泛酸也會阻礙抗體的製造。人類的情形也是如此。在一項實驗中，飲食中缺乏泛酸，或同時缺乏泛酸及維生素B６的受測者，只能製造極少量的抗體，甚至沒有抗體。

從實驗的第一個星期開始，所有受測者都持續感冒，或受到呼吸道感染，持續數個星期，甚至到實驗結束。

健康的寶寶可以吃酵母作為維生素B的來源，但生病的寶寶可能不習慣酵母的味道而不肯吃。含有二十五到五十毫克B群的綜合維生素B，能夠對抗壓力，但必須注意其中的比例是否均衡，是否缺乏某些重要的維生素，如膽鹼或肌醇，及微量元素。這些營養劑只能在短期間內使用。

在疾病初期使用的維生素C溶液，可以改用五十片含五毫克維生素B６及一百毫克泛酸的綜合維生素，在感染期間，每隔二到三個小時餵食半匙溶液，喝牛奶的寶寶可以加在牛奶中。通常一天餵食數次泛酸、維生素B6及維生素C，而其他的營養充足時，腫大的扁桃腺會迅速消退。一般嬰兒專用的維生素滴劑中所含維生素B6少於一毫克，且不含泛酸，還缺乏許多預防感染所需的其他維生素B。

⊙發生感染時

在感染期間，寶寶對於每一種營養的需要量都激增。組織中儲存的營養及蛋白質、維生素及礦物質都被用於免疫系統以對抗感染。同時，營養的消化及吸收減少，並隨汗水、尿液，及糞便流失。身體所儲存的維生素A會用來對抗病菌或病毒，使血液中維生素A及維生素C的含量銳減。

寶寶食慾減退，使他在最需要營養時無法獲得充足的營養。焦慮的母親可能只讓他喝水或白粥等沒有營養價值的食物。營養不良，缺乏維生素A、C、E及所有的維生素B、各種礦物質，可能使感染更嚴重，甚至併發其他疾病。

無關緊要的流鼻水可能很快發展成嚴重的感染。孩子流鼻涕、脾氣爆躁、食慾不振時，可能已經患痲疹。母親們應該有所警覺，並且及時作適當的處理，以免病情惡化，併發腦炎、腦膜炎、或嚴重的腎臟炎。

在感染期間，不論是何種感染，或程度如何，飲食都必須含豐富而容易消化的完全蛋白質。依理想體重計算，每天每公斤體重必須獲得〇．八—一．〇克。母乳、牛奶或蛋黃、奶粉、香草、奶油或新鮮柳橙汁加蜂蜜、大豆或雞鴨等作成的湯都非常好。可以用果汁代替水，但是不要喝含糖飲料。

嚴重感染時，寶寶各種營養的需要都顯著增加。若飲食中無法充分供給某種營養，就應該善用營養補充劑。

各種研究指出，感染時應該立刻補充維生素A，但所需的劑量並無定論。維生素E愈多，受到破壞的維生素A愈少，需要量也相對減少。維生素A可能有毒性，父母們應該注意維生素A中毒的一般徵兆，包括頭髮變粗及掉頭髮、皮膚出疹子、視線模糊、嘔吐、易怒、雙手出現橘黃色等。

維生素A最高劑量為每天兩萬五千單位，最多僅能持續數天，不可超過一個星期，並應同時服用維生素C及至少一百到兩百單位的維生素E。

在印度，因為缺乏維生素A而造成數千名兒童失明。讓兩千五百名兒童一次口服三十萬單位的維生素A並觀察四年後發現，沒有人發生中毒。我不建議美國兒童服用如此高的劑量，但是研究顯示，當攝取量迅速消耗，每天兩萬五千單位，與維生素C及E同時服用並不會中毒。

⊙兒童的疾病

很多人認為麻疹、腮腺炎、水痘等並無大礙，但有些孩子卻因而造成終身的遺憾。麻疹、腮腺炎特別容易使身體中的蛋白質、維生素A、C、E遭到破壞。缺乏維生素C時，常併發流鼻血、出血，甚至壞血病、肺炎、腦炎等其他嚴重的感染。兒童期的疾病常造成眼睛、耳朵、腎臟等終身的損害，三歲以下則會損害腦部。因此，在我的小孩出麻疹時，每天除了大量的維生素C，我還給他們兩萬五千單位天然的維生素A，及五百單位的維生素E，但是不超過一個禮拜。

營養充足時，這些兒童疾病並無大礙。我兩個孩子發病的時間大約都是半天，通常在早上出現確實的症狀時，我立刻讓他們吃強化牛奶加上維生素A及維生素E，劑量分別是一萬及兩百五十單位，每小時吃一克維生素C，五十到一百毫克泛酸。到了中午發燒減退，小孩再也不肯待在床上了。而且每一餐都正常進食，復元良好。

⊙疫苗及預防接種

注射疫苗的目的是刺激身體產生抗體，保護孩子不受疾病侵襲。缺乏維生素B6或泛酸的老鼠，作預防注射時也無法產抗體。人體若缺乏泛酸，即使作各種預防注射，也僅能產生少量的抗體。缺乏維生素B6及泛酸的受測者，注射白喉疫苗幾乎不產生抗體，缺乏某些營養也會減低疫苗的免疫效果，甚至失效。

營養愈充足，預防注射的效果愈大，因此，在接受預防注射幾天之前，儘量讓自己的營養充足。與營養充足的老鼠相比，缺乏蛋白質、維生素A或維生素B的老鼠，注射白喉疫苗後，接種的疫苗即足以使牠們生病。兒童也可能會有相同的反應。

用於天花及小兒麻痺疫苗的活菌，常引起輕微的感染，使各種營養的需要增加。不久前一位發音專家告訴我：「在小兒麻痺疫苗普遍使用時，我以為這種疾病即將絕跡。結果，反而看到許多孩子雙腿長短不一，或是肌肉稍微受損、背部扭曲等其他異常，那些可能是小兒麻痺活菌疫苗所造成的感染。」

他並不反對使用小兒麻痺疫苗，當然輕微的傷害總比終身行動不便要好。但是這種輕微的傷害也是可避免的。維生素C就可以促進製造小兒麻痺抗體，同時減少反應的程度。三個月以上的寶寶口服小兒麻痺活菌疫苗，母乳中也含有一種使病毒無害的疫苗，且不影響抗體的製造，牛奶則不含此種具有保護作用的物質。此類研究指出，哺育牛奶的嬰兒在接受預防接種時，需要更多的蛋白質、維生素C及其他營養。

◉面對現實

近百年來，科學家由動物實驗中已經模擬出各種感染，每一種感染都可以預防。此刻孩子們也可能像動物一樣受到感染，任何對於營養有研究的人都知道為什麼——不當的營養消弱抵抗力，因而容易受到感染。

每個人可能都認為自己已經盡力了，但事實上還應該更努力。

28 預防勝於治療

有一個情況令我百思不解。有許多父母隨意讓孩子吃藥，顯然他們認為無所謂。讓我們探討一下這些常用的藥物。

⊙應該讓孩子吃阿斯匹靈嗎？

阿斯匹靈是藥物中毒最常發生的原因，占藥物中毒死亡兒童的百分之十五。父母親讓孩子服用阿斯匹靈治療感冒、發燒、牙痛，甚至讓孩子容易入睡，經常會發生藥物中毒。從前美國每年嬰兒專用阿斯匹靈的使用量超過一千萬美元。美國醫療協會不斷對醫師們提出警告，阿斯匹靈具有危險性，如妨礙消化、干擾酵素的作用、縮短血液凝結的時間、使許多營養隨尿液流失、引起重的過敏、增加所有營養的需要量，甚至可能破壞染色體。長期使用阿斯匹靈，會使血液中血小板、血漿中維生素C顯著降低。

明智的父母儘可能不讓孩子吃阿斯匹靈，必要時，每片阿斯匹靈應該和五百毫克的維生素C同時服用，以減輕毒性。

⊙避免危險的藥物

所謂的「特效藥」可能導致嚴重缺乏維生素B6，造成痙攣等嚴重的異常。各種藥物，包括幾種抗生素，常使肝臟嚴重受損，或發生嚴重藥物過敏。有些兒童在注射抗生素後數分鐘內，因過敏性休克致死。懷孕最初三個月內服用鎮靜劑，將增加胎兒先天性異常的危險性。

口服抗生素會破壞腸內有益細菌，導致缺乏維生素B及維生素K，造成嚴重的出血。此外，口服抗生素常使腸壁產生不良的變化，甚至發生潰瘍、阻礙營養的吸收，造成生殖器附近鵝口瘡及嚴重發癢，使聽力受損或牙齒泛黃。若經常使用抗生素，細菌會因而產生抵抗力，在需要抗生素的生死關頭，將不再有效果。

所有藥物都具有毒性，必須經由醫師處方才能使用。藥物會迅速作用，干擾寄生及病原體的酵素系統。營養的作用較緩慢，但能重建寄生的酵素系統，不易受病原體的侵擾，並摧毀已經存在的病原體。營養愈充分，藥物的損害愈小、效果愈好。維生素C是身體內的解毒劑，可以減少藥物的損害，增強效果，加速復原的時間。服用的藥物劑量愈大，所需的維生素C愈多，有時候一種藥物即可能將原有的維生素C消耗殆盡。用藥時應該配合維生素C。使用抗生素的嬰兒同時補充十毫克的維生素B6即可避免悲劇。服用抗生素時，應該讓寶寶每天吃優格或乳酸菌牛乳持續三個星期以上，以補充腸內細菌。六個月以下的嬰兒只能吃少量的優格。

⊙難以彌補的傷害

營養不當使人容易生病，但發生疾病的原因有很多，充足的營養雖然能事先預防，一旦造成永久的損害，卻無法彌補。例如腦力發展遲緩、新陳代謝障礙、肌肉失調等。

已經造成永久傷害的孩子更須注重營養，即使他的情況已經無法矯正。人們常任這些孩子們缺乏各種營養，並將營養不良的症狀當成是疾病的一部分。底特律的小兒科醫師亨利・特奇（Dr. Henry Turkel）在治療兩百名唐氏症（Down's syndrome）兒童時，也一併改善他們的營養，而獲致良好的進步。然而，無法治療的疾病則非本書的探討範圍。

⊙過動兒童

無法放鬆的過動，是因為攝取過量的磷，同時缺乏鎂、鈣、維生素B6及吸收鈣質所必需的維生素D。醫師們推薦食用脫脂牛奶，但這會阻礙鈣質及維生素D的吸收，使此一問題更加惡化。我曾經為很多機能亢進的兒童設計食譜，他們的飲食中大多是糖果、含糖飲料、白麵粉製的食品。主要的原因是缺乏鎂，適當補充後，一個星期內就能有顯著的改善。例如，我為一個三歲的孩子設計食譜，她的機能亢進，一刻也安靜不下來。現在她還是一樣活潑，但已經可以完全放鬆下來，像一團棉花一樣舒適地讓人抱著她。

班・弗雷哥醫師（Dr. Ben F. Feingold）對於過動及學習障礙的兒童投入許多心血，成效斐然，在他所著的《你的孩子為何過動》一書中有詳細的紀錄。弗雷哥式飲食中限制兩類食物：第一類是含人工色素及人工香料、防腐劑的食物；第二類是以含有天然水楊酸鹽的蔬菜或水果所製成的食物，包括杏仁、蘋果、杏子、草莓、葡萄、葡萄乾、青椒、柳橙、梨、蕃茄等。

活潑的孩子比內向的孩子需要更多的營養。因此，機能亢進的孩子更需要營養均衡的食物。我建議此類兒童每天喝一公升全脂牛奶加上一克鈣，兩匙鱈魚肝油加上兩百單位維生素E；多吃酵母、肝臟及小麥胚芽，十毫克以上的維生素B6，較大兒童可吃均衡的綜合維生素B糖漿；早餐及晚餐時將四分之一匙氧化鎂加在牛奶中，但注意孩子要能接受，不會拉肚子。

有些醫師認為，大多數的過動問題，都是由於腎上腺衰竭所造成。在這種情形下，必須先讓腎上腺恢復正常的功能，所以應該以更充足的營養取代鎮靜劑。

⊙燒燙傷

最近有位母親告訴我她的孩子燙傷了。她說：「奶瓶放在開水裡，鍋子把手鉤到我的口袋，熱水就潑到了孩子的臉上。」這種悲劇只要處理得當，就無須忍受無謂的痛苦及終身的傷疤。

加拿大安大略的威爾菲德及依凡・舒特醫師（Dr. Wilfrid and Evans Shute），提供許多嚴重灼燙傷病患的照片資料，我們在數年前的營養座談會上看到這些照片，當時有很多人不忍卒睹而離席。第一到二度灼傷直接使用維生素E或維生素E軟膏，可以在數分鐘內止痛，持續服用維生素E，並敷在患處一個月，正常的組織會很快包覆患處，不會形成難看的疤痕。對三度燙傷也有效。我自己曾發生過非常嚴重的燙傷。我用針刺破維生素E膠囊，每天擠在患處數次，治癒後完全不留疤痕。

弗列德・克蘭納博士發現維生素C也一樣有效。他的方法是以五十顆五百毫克的維生素C加一公升水調成溶液，噴在患處或沾濕紗布敷在患處。這種溶液不可以口服。有幾個例子他也採用靜脈注射，痛楚很快消失。他告訴我，嚴重燒傷的病人也不需要止痛藥，如果同時口服十到十五毫克維生素C，就能迅速治療燙傷，不留疤痕。

我有一位朋友聽我說過克蘭納博士治療燙傷患者的情形，如法炮製後救了她的命。她結束一場滑雪旅行返家時，一大壺滾燙的咖啡傾倒在她的膝蓋上，痛得她無法忍受，但是擦了維生素C溶液後數分鐘內就不痛了，發炎的部分也消退了。

含有維生素B中對胺基苯甲酸（PABA）的軟膏，對於預防曬傷或治療嚴重曬傷所造成的疼痛都有很好的效果，對各種燒燙傷亦有良好的止痛效果。

嚴重燙傷兒童因為脫水而必須住院治療，若燙傷的部位深入皮膚，或是面積超過數平方吋，即應該送醫。

我建議家中有幼兒的家庭，應該隨時準備維生素C的溶液備用。買一個附有噴嘴的瓶子，裡面放磨成粉末的維生素C片，急用時只要加水搖勻即可使用（事先加水調好可能會因溶液不安定而失去作用）。如果孩子嚴重燙傷，父母可以分工合作，一個打電話給醫師，另一個立刻塗上維生素C或維生素E。

⊙疤痕

許多研究顯示，維生素E能預防傷口復原時的發癢、緊繃疼痛、組織收縮，形成難看的疤痕。若能每天服用維生素E，任何疾病、車禍或手術的傷口復原後都不會形成疤痕。

十年前我看過一個動過數度手術的小男嬰，因為他的尿道開口在陰莖的底部，而不是末端，那是一種常見的先天性異常。他一次又一次開刀製造人工尿道，但是二到三星期後又因為結痂而阻塞，男嬰每次排尿都痛得大哭。再度動手術的前後，小男嬰每天使用六百單位的維生素E，傷口很快復原，從此以後不再有任何問題。原來小男嬰在多達十次手術中，都沒有使用過維生素E。

許多創傷都會留下疤痕，應該加以避免。耳朵感染結痂後常導致聽力喪失。風濕熱使心臟瓣膜結痂，造成程度不一的心臟雜音。看不到的疤痕會影響身體的功能，在所有疾病中、手術前後、車禍等都應該增加維生素E的攝取量。

如果飲食營養均衡，有些原先形成損害性的疤痕，可能為新生的正常結締組織所取代。例如，我看過一名八個月大的男嬰不慎誤食鹼液，在治療期間，收縮的疤痕組織幾乎封閉了他的食道，只能用胃管餵食。他每個禮拜必須接受一次擴張手術，持續數個星期，因為過於疼痛，因此必須住院治療。由於醫師的鼓勵，此時父母開始每天給孩子三千單位的維生素E，比正常劑量多很多，持續兩年。後來孩子不再需要作擴張手術，現在已可以吞嚥非流質食物。他的父母親告訴我，同一所診所內同樣結痂，但是沒有吃維生素E的孩子們沒有絲毫進展，仍然持續痛楚難當的擴張治療。使用大量的維生素E時務必要遵照醫師的指示。

克蘭納博士發現維生素C能避免燙傷造成疤痕，可能留下傷疤的意外傷口，最好噴上維生素C溶液。

⊙疝氣

缺乏維生素E的動物，肌肉容易裂開而發生疝氣。新生兒常缺乏維生素E，也是容易發生疝氣的原因，此類疝氣常能自然恢復。

給患疝氣的新生兒每天五單位的維生素E，持續一個星期以上，能加速復原。在任何手術之前也應該補充維生素E，它也能經由皮膚吸收，因此可以塗抹在臍帶上。

⊙先天性心臟病

有好幾年的時間，我為許多患有先天性心臟異常而必須開刀的兒童設計食譜。每個孩子在整個成長期間，每天至少給予一百單位的維生素Ｅ。之後沒有人需要開刀，其中有一些還成為傑出的運動員。遵照醫師指示服用維生素Ｅ，可能減少手術的必要性，但必須同時接受心臟的檢查。

◉鬥雞眼

有些患鬥雞眼的嬰兒，每天服用三千單位的維生素Ｅ即可矯正。雖然我沒有親眼見到，但他們的父母們告訴我，孩子在服用維生素Ｅ後，兩眼恢復正常。每天少量的維生素Ｅ，如一百單位，對於近視也有幫助。攝取充足的鈣、鎂及維生素Ｄ，有時可以治療近視。

◉嬰兒肌肉異常

缺乏蛋白質、維生素Ｂ１、泛酸、維生素Ｂ６、膽鹼，會造成肌肉無力。寶寶的肚子鼓起或是肌肉缺乏彈性，姿勢不良等，都表示飲食不當。

在我的孩子嬰兒時期，我對他們挺起的胸部及結實的肚子引以為傲。很多人問我讓孩子們作哪些運動，讓他們長得那麼健挺，但我從來沒有要求他們「站直！」是充足的營養使他們的肌肉結實有力，能毫不費力地保持姿勢。

◉誤吞毒藥

每一位母親可能都認為這種事情不會發生在自己孩子身上，但是每年有五十萬名美國兒童誤吞各種毒藥，如殺蟲劑、咳嗽藥、鹼液、驅蟲藥、鐵劑或其他藥品，最常見的是誤吞阿斯匹靈。當發現或懷疑孩子可能誤吞毒藥，應該迅速送醫治療。

有一些步驟可以減輕痛苦。例如，維生素C具有解毒的作用，能減輕各種毒藥的毒性。誤吞毒藥時，最好由醫師為寶寶注射一千毫克的維生素C，每隔三、四個小時再追加相同的劑量，可以有很好的效果。餵食毒藥的老鼠會自行製造比正常時多出數倍的維生素C以保護自己。所以，誤吞愈多毒藥，所需要的維生素C劑量愈大，注射或服用的次數也愈頻繁。

如果飲食中營養不足，毒藥可能導致肝臟嚴重受損。肝臟是解毒的器官，能產生各種與毒性結合的物質並隨糞便排出。如果飲食中含有豐富的維生素A、C、E、膽鹼、鎂、蛋白質，尤其是酵母，便能預防肝臟受損。除了維生素C，維生素E也有重要的解毒作用。

因為毒藥非常危險，應該實施抗壓營養補充計畫，持續數天。每天在牛奶中加兩三個蛋或蛋黃，每餐後至少吃三百單位的維生素E。

◉鉛中毒

每年都有數千名兒童因為啃玩具、搖籃，或家具上含鉛的油漆而失明或智力發展遲緩。有一位朋友最近整修了一棟早期的英格蘭式屋子，她告訴我：「在那棟屋子裡養了好幾代孩子，沒有人啃過窗台」。她認為讓孩子們吃太多軟的食物，使他們產生啃硬的東西的慾望，即使上過油漆的東西也不例外。

飲食中營養不足，尤其是缺少鈣時，幾乎所有農場中的動物都會啃食上過漆的物品。改善這些動物的飲食後，牠們便不再啃東西。我想兒童的情形也是如此，貧瘠而營養不足的地方，兒童鉛中毒的人數最多。如果父母發現孩子啃上漆的物品，應該儘快改善飲食。治療的效果視吃下鉛的時間長短及分量而定。大量的維生素C，尤其是發現後立刻使用，效果非常好。營養必須充足均衡，每天三到四克維生素C，有助於肝臟進行解毒作用。

⊙蚊蟲咬傷、搔癢

每年因為蜂類螫傷而死亡的幼兒，比毒蛇咬傷致死的人數更多。如果及時給予足夠的維生素C，可能避免死亡。例如，克蘭納博士為蠍子、大黃蜂、黑寡婦蜘蛛、響尾蛇、及水蛇咬傷的患者注射一千毫克以上的維生素C後，成功治療了毒傷。因為維生素C可以迅速被吸收，立刻口服數千毫克的維生素C可能和注射同樣有效。任何蟲咬、蜂螫、搔癢、毒橡樹或毒藤都適用。

有一次我被蜜蜂螫了，我發現將維生素E膠囊擠出直接噴在被螫的皮膚能立刻止痛。有一位朋友說，將二十五毫克維生素B6研成粉末，加一點水調勻，擦在皮膚表面，可以止癢並消除昆蟲咬傷的各種不適。

我看過一篇一百五十二名因貓抓傷而引發病毒感染的病例報導，使用抗生素並沒有效果，結果造成淋巴腺化膿腫大而必須切除。我認為被貓爪抓傷的孩子，應該在發炎時實施抗壓營養補充計畫。

⊙扁桃腺腫大

健康的人對壓力的第一個反應是淋巴腺縮小，腎上腺荷爾蒙將其中所含的蛋白質轉變為糖及脂肪以供應能量。只有在腎上腺衰竭時，任何淋巴組織，如扁桃腺或在下巴以下及耳後的淋巴腺才會腫大。

扁桃腺感染、發炎、腫大的孩子，通常會出現血糖偏低、感染、過敏等典型腎上腺衰竭的症狀。此時孩子可能最需要維生素C、泛酸等，在考慮動手術前，應該先實施抗壓營養補充計畫，持續數個月。

⊙自閉症兒童

自閉症發生的原因仍然無人能解，其中有些小兒精神分裂，或是腦部受損；有些因為母親腎上腺衰竭而早產，因此自出生起即不健康。此類兒童特別需要更多的營養。

《自閉兒》一書的作者班納・雷蘭醫師（Dr. Bernard Rimland），研究了兩百名三歲以上的自閉症兒童。首先在這些兒童的飲食中，每天補充適量的維生素B及兩千毫克的維生素C，兩星期後每天補充一百五十毫克維生素B6及兩千毫克菸鹼酸，其後每天給予兩百毫克的泛酸。仔細觀察並記錄兒童補充營養劑及停用後的行為改變情形。三個月之後停止給予這些營養劑。

電腦分析顯示，百分之四十五點三的兒童有顯著的進步；另外百分之四十一略有進步。食慾增加，孩子更社會化，尤其是在給予維生素C之後。維生素B6使語言障礙的自閉兒獲得很大的進步，雷蘭醫師認為，維生素B6對於口吃的人也有幫助。有些兒童對於大量的泛酸或菸鹼酸出現負面的反應，給予維生素B6之後，有些原先不尿床的孩子開始尿床，可能因而導致鎂的需要增加。缺乏鎂的孩子們補充鎂之後即不再尿床。

實驗結果令人興奮，使人們瞭解到這些孩子們的飲食中可能缺乏蛋白質、亞麻仁油酸、維生素A、D、E、鈣、鎂及各種礦物質。餵自閉兒吃東西很困難，如果他們的飲食中含豐富的蛋白質，完全不吃精製的食物，並且補充各種礦物質、維生素，可能會有超乎意料之外的進步。

營養是健康的守護神，對於營養有充分認識的父母便能保護孩子的健康，因為他們能預先作好萬全的準備。

29 為什麼會過敏？

我從醫院帶回領養的女兒芭芭拉時，她才出生一天，一個星期之後，我帶她去看小兒科醫師。我告訴醫師，她的生母從嬰兒時期到懷孕生產，都持續有嚴重的過敏，醫師鄭重地警告我：「不要領養這個孩子」。

「過敏難不倒我。」我反駁道。我相信營養充足即不會再發生過敏，而現在已經獲得證實。

據我所知，芭芭拉不會對任何食物發生過敏。夏天她都和我姐姐一起住在印地安那的農場，和我短暫分離的時間裡，她曾經發生輕微的氣喘，顯然那是情緒問題，接受兒童心理學家治療一個小時後，所有的症狀便奇蹟般地消失。有一段時間她還很高興得到氣喘，使她與眾不同，因為她的其他小病都不可以睡懶覺或是不去上學。

醫學刊物上說，三個月以前的嬰兒很少會發生過敏，我認為給予孩子足夠的營養即可避免過敏的產生。

⊙難纏的外來物質

過敏是因為某些外來物質經由注射進入血液或透過皮膚、鼻、肺、腸道等黏膜，引起激烈的生化反應，連注射維生素都可能導致嚴重的過敏。過敏原通常是消化不完全的蛋白質，可能是藥物、花粉、動物的毛屑等各種物質，殘留的殺蟲劑或是食品添加劑的化學成分常是導致食物過敏的原因。健康人的血液中也含有足以使許多人反應激烈的過敏原。

⊙保持組織的健康

過敏原無法通過健康的組織，因此在進入血液之前對人體並無害處。維生素A能阻止細菌及病毒進入細胞中，維生素E也能阻隔過敏原；維生素C及亞麻仁油酸有助於鞏固結締組織及細胞膜，使過敏原不得其門而入。良好的蛋白質也能保護組織不受過敏原的侵入。將染料注射到缺乏蛋白質的動物體內，能很快滲入組織中。若蛋白質攝取量豐富，則染料無法進入細胞中。如果飲食中營養充足，過敏原也無法通過身體的防禦系統，因此能預防過敏，也能矯正已經發生的過敏。

很多醫師忽略了維生素E，使維生素A及亞麻仁油酸受到氧氣的破壞。而且他們推薦的脫脂牛奶，有礙維生素A、D、E、K的吸收，導致過敏的猖獗。如果在飲食中加入百分之七的脂肪，這些維生素便能到達血液中。否則細胞膜變得脆弱，門戶洞開，過敏原就能長驅直入。

⊙奇妙的泛酸

缺乏維生素B中的泛酸，可能是過敏的主要原因。

醫師們用皮質醇成功地治療各種過敏，如濕疹、蕁麻疹、乾草熱、氣喘等。實驗中若注射蛋白並同時給予皮質醇，則不會發生過敏，否則對於除去腎上腺，無法分泌皮質醇的動物會有致命的危險。此項事實顯示，如果人們的腎上腺能夠分泌足夠的皮質醇，則不易發生過敏。然而，必須有泛酸才能分泌皮質醇。缺乏泛酸可能使某種血液細胞不正常增殖，那是過敏時出現的徵兆。

營養不良的兒童容易過敏。飲食中缺乏泛酸的受測者會下腹疼痛、嘔吐、性情改變、虛弱，這些情形容易導致過敏。動物缺乏泛酸時，腎上腺會出血而為疤痕所覆蓋。成人的腎上腺可能因為缺乏泛酸而受損，在補充之後仍需要數個星期才能完全恢復。

嬰幼兒成長迅速，泛酸的需要量很大，有些人更比別人多四到十倍。很多醫師不讓嬰兒由食物中獲得泛酸。低溫殺菌的牛奶在加熱後，其中的泛酸大多受到破壞；罐頭嬰兒食品及多數的嬰兒配方因為長時高溫加熱，所有的泛酸都被破壞。

每個人泛酸的需要量無法確實得知。各種壓力，如腸絞痛、長牙、感染、濕疹、飲食不當，都會增加泛酸的需要，在這些壓力之後常會發生過敏。哺育母乳的嬰兒幾乎不會發生過敏，因為他們體內的細菌能夠自行合成泛酸。

有人建議每天給嬰幼兒十到二十毫克的泛酸，遇到壓力時增加劑量。此種水溶性的維生素B即使大量使用也沒有毒性。受測者每天服用一萬毫克持續數個星期效果非常好。我們不建議如此高的劑量，因為幾乎所有的自然食物中都含有泛酸，飲食中攝取量即已足夠。如果飲食中大多是加工或精製的食物，則可能會攝取不足。

⊙善用維生素C

如果飲食中含豐富的維生素C，則泛酸的需要量即可減少；維生素C能促進腸內有益細菌的生長，這些細菌能製造多數的維生素B。此外，維生素C有助於分泌皮質醇，促進其作用，延緩被破壞的時間，並且具有解毒的功能，能消除過敏原的毒性。過敏的兒童血液中維生素C的含量都偏低，相反地，維生素C不足的人容易發生過敏。

緩和過敏所需的維生素C劑量，依到達血液中過敏原數量及反應的程度而定。我通常建議每隔二到三個小時給孩子二百五十到五百毫克維生素C。弗烈德・克蘭納博士則建議，只要不引起腹瀉，劑量愈大愈好。有時每天二百五十毫克即有良好的效果。

⊙食物過敏

在正常的消化過程中，碳水化合物分解為單醣、蛋白質分解為胺基酸，脂肪則分解為脂肪酸及甘油，這些物質都不會導致過敏。消化不完全的食物進入血液中，成為陌生的刺激物質，才會引發食物過敏。如果有足夠的消化液及酵素，則能完全消化這些物質。

嬰兒常缺乏消化食物所需的酵素；因此讓六個月以內的寶寶吃固體食物容易造成過

敏，尤其是營養不良或早產的孩子。一般都認為，哺育母乳，不要太早讓寶寶吃固體食物，是避免過敏最好的方式。

倦怠、疾病、情緒沮喪都會因消化不完全而發生過敏。因為形成過敏的因素不斷改變，對某種食物容易過敏的兒童，其後再吃相同的食物卻可能健康無事。因此，皮膚測試的作用並不大。

發生食物過敏的兒童，首先要強調的是促進消化。

⊙小心抗組胺酸

蛋白質消化時會釋出一種胺基酸，稱為組胺酸。若消化不完全，且不吃優格或乳酸菌，消化不完全的蛋白質會使腸內孳生有害細菌，產生有害的過敏原組胺酸。發生過敏的人們血液中都有大量的組胺酸。

在壓力狀態下，身體蛋白質被分解，形成組胺酸，或因極度的熱、冷或曝曬過度，都會引發情緒性過敏。例如孩子受到母親的責罵、處罰或拒絕時會引起氣喘。正常人的血液通過肝臟時，酵素會解除其中組胺酸的毒性，若飲食中缺乏膽鹼、鎂及維生素E，則肝臟無法造組胺酸。常用來治療嬰兒過敏的抗組胺酸及抗生素可能損害肝臟，受損的肝臟便無法製造組胺酸，而放任過敏產生。

大量而足夠的維生素C，和抗組胺酸具有相同的作用。

⦿經常引起過敏的藥物

很多藥物都會造成過敏，父母讓孩子吃阿斯匹靈時，常引發過敏的反應。如果和維生素C同時服用，或是服藥前兩個小時吃維生素C，通常可以避免此種過敏。維生素C的需要量依藥物的毒性而定，一百毫克太少，五百毫克通常已經足夠。維生素C能增強藥物的作用，在設計食譜時，我建議每次服用任何藥物時，都同時服用五百毫克的維生素C。

⦿改善飲食的作用

發生過敏的兒童通常吃太多澱粉類食物、汽水果汁飲料，這些食物只提供熱量，缺乏各種營養。改善營養之後過敏常會消失，醫學刊物卻甚少提及充足營養的效果。只有一份提到三十二名罹患過敏性濕疹或支氣管氣喘的兒童，給他們足夠的蛋白質、不飽和脂肪酸，每天補充一些維生素B，六百毫克維生素C，維生素A、D、及E各兩萬、八百及三十二單位，不讓他們吃精製的食物，在第一個月結束後多數兒童便痊癒。

對營養有概念的人們都知道，哺育牛奶的嬰兒常發生過敏，因為牛奶中含有引發過敏的外來蛋白質。

⦿過敏伴隨終生

有無數小兒科醫師建議不讓過敏的孩子喝牛奶，也不要吃固體食物，結果營養愈來愈差，過敏也持續不退。因此有許多嬰兒時期患濕疹的成人，終身都受花粉熱、氣喘等所困擾。某些家庭中的過敏可以追溯到四代以上，這種遺傳傾向可能表示整個家族對於泛酸、維生素C或其他營養的需要量都偏高，但他們持續不當的飲食，延續數代而不自知。

有些小兒科醫師已經瞭解到過敏可能由於壓力而產生，一旦解除壓力即可消失。即使有嚴重的牛奶過敏，營養充足的嬰兒稍後也能再度接受牛奶。

如果懷孕期間的營養充足，發生過敏的婦女也不會生下過敏的孩子。相反地，如果母親的腎上腺已經衰竭，又沒有適當的飲食加以補充，所生孩子的腎上腺也無法製造足夠的皮質醇及其他荷爾蒙，當然就容易過敏。

⊙愛吃糖的孩子

飲食無法供應足夠的營養保護腎上腺，因而衰竭無法製造足夠的皮質醇，過敏就產生了。同時其他腎上腺荷爾蒙的分泌減少或停止，使血糖降低，導致倦怠、暴躁、緊張、喜歡吃甜食。如果營養充足，腎上腺恢復健康，就能矯正血糖過低及過敏。

⊙腎上腺衰竭

健康的腎上腺能分泌一種荷爾蒙，防止過多的鈉隨尿液流失。腎上腺衰竭時，會流失過多的鈉，過量的水分一旦進入細胞，將會使細胞腫脹發炎，此時可能出現的症狀有鼻塞、眼睛充水、組織腫脹等過敏現象。少量多餐、不吃精製的糖或麵粉，就可以防止血液中的鈉繼續流失。

如果孩子接受腎上腺激素或皮質醇，導致體內累積了過量的鈉，就應該減少飲食中的鹽分攝取。

⊙立刻採取行動

一出現過敏症狀就應該立刻改善飲食，補充泛酸及維生素C。將五百毫克維生素C及兩百毫克泛酸加水調成溶液，每瓶牛奶中或每餐中加入半匙混合溶液。嚴重過敏時，每二到三小時餵食一次。每小時餵食五百毫克的維生素C可以緩解花粉熱及氣喘，每天一千五百毫克也有效。不論維生素C的劑量多大，如果瘀血或出血，則仍然不足。克蘭納博士給新生兒五十毫克維生素C，再逐漸增加到每天一克，然後每年增加一克，直到十歲。

補充維生素A及維生素E可以增強細胞的抵抗力。維生素E可以減少氧氣的需要量，對於氣喘的孩子特別有效。每天吃兩、三次優酪乳或乳酸菌，可排出腸內細菌所形成的組胺酸。如果牛奶引起過敏，在每瓶牛奶中加半匙液狀或粉狀的消化酵素，可以促進完全消化。如果寶寶還小，可以嘗試哺育母乳。

飲食中要維持高蛋白質、鈣、鎂、維生素B等各種營養。為了防止血糖降低，每餐少量，每次供給十克以上的蛋白質，每二到三小時吃一次，不要吃任何精製的食物。睡前吃一次，對患氣喘的孩子非常有用。

只要遵守上述的建議，即使嚴重過敏，也無需剔除有益健康的食物。兒童很少會對羊奶過敏，如有必要，可以暫時用來取代牛奶。過敏的兒童也可能接受全脂牛奶作成的優格。市售的豆奶及豆奶配方應該避免，家中自製豆奶也只能在不得已時使用。如果四個月大的寶寶對各種嬰兒奶粉過敏，最好的方法是吃母乳，經常哺乳，可以在幾個星期內恢復乳汁的分泌。

最常引起過敏的是牛奶，其次是小麥。可用另一種完整的穀類代替，例如米，就不會損及營養。對生蛋或半熟蛋過敏的孩子，可以改吃煮熟的蛋。對巧克力過敏的兒童則最好不要吃巧克力。

⊙付出的代價

研究顯示，營養不足的孩子，在感染時更容易發生過敏。許多美國兒童因為吃了過鹹、低蛋白質的食物，缺乏泛酸、維生素E及其他營養，而不斷發生過敏，所造成的損失及費用著實難以想像。

30 不要拖延造成悲劇

科學研究的發現與實際應用常有一段距離，兩者的差距可能達五十年。未及時改善營養可能造成終身的痛苦、難以彌補的傷害，甚至奪走寶寶的生命。除了醫學院的課程中應該包括完整的營養知識，使醫師們瞭解飲食的重要性，為人父母者更是責無旁貸。

病情愈嚴重愈需要充足的營養，但生病的孩子通常飲食反而較差。慌亂的父母忘了生病的孩子需要補充營養以對抗病魔，也需要醫師及藥物的協助。營養有助於恢復健康，但不可能取代必須的醫療。

本章中所探討的疾病，在我的另外一本書《食療與保健》中有詳細的說明。本章節錄嬰幼兒可能發生的疾病，提供父母們作參考。

⊙痙攣

出生後第一個星期就可能發生痙攣，最常見的原因是過量的磷導致鈣質流失，也可能是鎂與磷的比例改變所致。發生痙攣的新生兒中，有半數是喝牛奶的足月嬰兒。缺乏維生素B６也可能導致痙攣，必須作血液分析，才能分辨出是缺乏維生素B６、鈣質流失還是低鎂性痙攣。簡單的尿液測驗可以從黃尿烯酸的量看出維生素B６缺乏的情形，但是多數的開業小兒科醫師都不作這種檢驗。醫師及父母經常一致認為痙攣是由於腦部受損，經年累月讓孩子服用抗痙攣的藥物，卻完全沒有想到改善營養。

很多持續服抗痙攣藥物而不見效果的嬰兒，在給他們維生素Ｂ６後，痙攣立刻停止。有一位小女嬰持續服用藥物十三個月仍然無效後才吃維生素Ｂ６。抗痙攣藥物破壞合成去氧核糖核酸及核糖核酸必需的葉酸，因此使缺乏維生素Ｂ６及長期服藥的兒童智力受到影響，卻常被誤以為是先天性缺陷。

許多嬰兒奶粉都缺乏維生素Ｂ，導致嬰兒發生痙攣。令人不解的是，這些奶粉在上市之前為何沒有先作動物實驗，小兒科醫師也不為小病人檢查維生素Ｂ是否充足。這些嬰兒在補充維生素Ｂ６之後痙攣立刻停止。缺乏維生素Ｂ６或鎂的動物都會發生痙攣，鎂對於維生素Ｂ６的吸收及多種酵素的作用非常重要，因此，這兩種營養必須同時補充。

用來治療痙攣的劑量因人而異。哺育母乳的嬰兒只要一毫克維生素Ｂ６即可停止痙攣。使用口服避孕藥的母親需要額外的維生素Ｂ６，因為她們的需要量激增。有些嬰兒的需要量比別人多兩倍，例如患有癲癇的母親所生下的嬰兒，每天必需補充二十毫克的維生素Ｂ６，否則就會發生痙攣。發作時注射一百毫克，能在數分鐘內產生戲劇性的治療效果。經常發生痙攣的嬰兒，每天需要十毫克，稍後再減為三到五毫克，可以防止復發。若醫師能由尿液中測出黃尿稀酸，就能看出缺乏維生素Ｂ６。劑量太大並沒有必要，因為可能相對提高其他維生素Ｂ的需要量。

很多缺乏鎂而造成的痙攣，醫師常誤認為缺乏鈣而注射鈣，卻不知道過量的鈣將增加鎂的需要量，效果適得其反，使痙攣更加惡化，腦部很快受損。

如果母親研究過營養學，在配方奶或開水中加入八百毫克的鈣、三百毫克的鎂、十五到二十毫克的維生素Ｂ６，可以使痙攣的孩子在一個小時內恢復正常。只有喝牛奶的嬰兒才會因為缺乏鎂而發生痙攣。

⊙癲癇

缺乏維生素Ｂ６或鎂所造成的癲癇與痙攣非常類似，兩種的症狀相同。研究癲癇的醫師會給患者鎂或是維生素Ｂ６，卻很少同時補充兩者。有一位醫師告訴我，他讓患癲癇的孩子在早餐時將一匙愛普森鹽加在果汁裡，每一餐吃二十五毫克維生素Ｂ６，一個星期後停止所有藥物。稍後他將兩者的劑量都減少，所有的孩子都沒有再復發。

盤尼西林、抗生素及許多種藥物都會增加維生素Ｂ６的需要量。腹瀉及某些藥物也會導致鎂缺乏，促使癲癇發作，此時應該每天增加維生素Ｂ６及鎂的攝取量，並持續一段時間，因為鎂會隨腹瀉而流失。

家人當中患有癲癇，常使其他成員引以為恥，而癲癇患者本身也因為自卑及自暴自棄而終生承受痛苦。基於人道的理由，應該給這些孩子們最好的營養。雖然不見得有用，但是若及早開始，可能會有正面的效果。

⊙糖尿病

患糖尿病的兒童人數迅速增加，因而致死的人數也比其他可以預防的疾病患者多。醫師說糖尿病無法預防也無法根治，我認為有關糖尿病的研究報告不夠詳實。

缺乏維生素B6的動物若迅速補充，則不再形成黃尿烯酸。如果黃尿烯酸釋出過多，飲食中又含大量不飽和脂肪酸，如葵花油、玉米油、大豆油及鱷梨油中的亞麻仁油酸，就會增加維生素B6的需要，使糖尿病惡化。測量尿液中黃尿烯酸的含量，可以得知是否缺乏維生素B6。

缺乏維生素B6的人，最早出現的徵兆是尿液中出現黃尿烯酸，這種有毒的酸類會隨缺乏的程度而逐漸增加。給糖尿病患者五十毫克的維生素B6，尿液中黃尿烯酸的含量可以在一天內減少百分之九十七；若每天持續服用十到二十毫克，則不再形成黃尿烯酸。在第二次世界大戰期間，飲食中脂肪的含量很低，減少了維生素B6及鎂的需要量，這些營養因為穀類無法精製而能充分供應，因此糖尿病幾乎絕跡。

有些家庭維生素B6及鎂的需要量都比別人高。糖尿病的遺傳傾向，真正的原因是對於維生素B6及鎂的高需要量。家族中若有人患糖尿病，應該在孩子健康時及早檢查是否有缺乏維生素B6。

很多母親來信提到，她們未滿十八個月的孩子，在服用某種藥物後（通常是抗生素）

引發了糖尿病。在懷孕期間及使用口服避孕藥的婦女，曾經發現輕微的糖尿病。研究服用避孕藥的婦女發現，這種情況是因為缺乏維生素B6所引起，加以補充後即可恢復正常。對於孕婦的研究發現，補充足夠的維生素B6可迅速改善血糖濃度。許多藥物都會導致維生素B6的需求量增加，兒童在服藥之後尿液中排出黃尿烯酸，若同時服用維生素B6，則不會形成黃尿烯酸。任何服藥的兒童每天應該同時服用五或十毫克的維生素B6。

兒童所發生的糖尿病通常比成人更嚴重，所以胰島素代用品大多無效，必須直接給予胰島素。研究指出，若胰臟已經受損，但製造胰島素的細胞仍然健康，維生素B6及鎂可以防止糖尿病惡化。

改善營養可以促進胰島素的生物活動。糖尿病兒童的日常飲食中應該有充足的維生素B6及下列可以促進胰島素分泌量的營養：大量的維生素C、泛酸、維生素B12、每天三百單位以上的維生素E，或維生素E加上三匙卵磷脂。少量多餐，含豐富蛋白質的食物也可以刺激胰島素分泌。動物缺乏鎂，或血液中鎂的含量太低，都會導致糖尿病。食物中，小麥的鎂含量最豐富，能改善人類的糖尿病。鉻的攝取量太低也會引發糖尿病。鉀對於糖尿病也有重要的影響，必須增加飲食中的攝取量，並限制食鹽，以免鉀隨尿液流失。

⊙腎臟炎

另外一項使兒童經年受苦，並奪走許多小生命的疾病是腎臟炎。腎臟嚴重受損，抗體、血液中的白蛋白、紅血球及死去的腎臟細胞都隨尿液流失。受損的腎臟無法排出身體蛋白質分解出的物質，如尿素（通常隨尿液排出），而累積在血液中，使血壓竄升，累積的液體使臉部、手部及腳踝腫脹。

動物缺乏維生素Ｂ中的膽鹼引發腎臟炎，造成腎臟出血、血液及白蛋白隨尿液流失、累積體液、血壓及膽固醇升高。患腎臟炎兒童血液中的膽固醇由正常的一百八十毫克升高到五百或七百毫克，腎臟很快充滿疤痕組織。固態脂肪會增加膽鹼的需要，可能導致病情惡化。缺乏膽鹼則導致肝臟受損，而腎臟早在肝臟受損前即已失常。

若飲食中蛋白質、維生素Ｂ12及葉酸充足，身體即可合成膽鹼。缺乏其他營養也可能使腎臟組織遭到破壞。各種動物，包括昆蟲，若沒有足夠的脂肪酸（細胞膜結構的一部分，沒有足夠的維生素Ｅ保護時會因氧氣而分解）都會發生腎臟炎。缺乏維生素Ｅ的動物也會產生腎臟炎，使血管變得脆弱。讓初期腎臟炎的兒童每天吃三百到四百單位的維生素Ｅ，加上營養充足的飲食，可使血壓迅速降低，不再累積水分，通常能在一個星期之內痊癒。其他的營養也很重要。缺乏鎂的兒童會發生腎臟炎，使腎臟組織中累積大量的鈣。如果維生素Ｂ6也不足，腎臟充滿疤痕組織，無法形成尿液，傷害更大。此外，缺乏維生素Ｂ6容易形成兒童致命的草酸性腎結石。

腎臟嚴重受損時，所有的營養，包括蛋白質，維生素Ａ、Ｃ、Ｂ，及各種礦物質都會經由尿液流失。營養不足，會使病情惡化，流失更多血液、蛋白質及各種營養。嚴重缺乏維生素A時，腎管會因死細胞而阻塞，只能形成少量的尿液，無法排出身體中的廢物。

不論原因為何，一旦發現患病，就應該補充完整充足的營養。最重要的是攝取充足的蛋白質及熱量，適度限制食鹽。

改善營養對於健康即有幫助。許多父母告訴我，他們的孩子在補充所有需要的營養之後，腎臟炎在數天之內便康復了。

⊙腹腔疾病

腹腔疾病中，嚴重的腹瀉使部分小腸壁脫落，糞便變成一片稀糊。這些症狀是由於嚴重的麩質（小麥及某些穀類中的蛋白質）過敏。牛奶、蛋、牛肉、堅果及豆類的蛋白質所引起的食物過敏，也會造成腹瀉，但都不如麩質過敏嚴重。這些兒童只要不吃任何含有小麥、黑麥、玉蜀黍、或大麥的食物，腹瀉就會停止。

過敏的原因仍然未知。腹腔疾病可能為精神分裂的原因之一。柯特斯・多漢（F. Curtis Dohan, M. D.）首先發現腹腔疾病所造成的精神症狀與精神分裂有關，並成功地以維生素B中的菸鹼酸治療精神分裂症。缺乏菸鹼酸會導致嚴重的腹瀉，患腹腔疾病的兒童可能非常需要菸鹼酸。我為患腹腔疾病的兒童設計食譜時，都會加強所有能克服過敏的營養，並建議每餐後五百毫克菸鹼酸具有非常好的效果。

⊙囊狀纖維化

囊狀纖維化是一種外分泌腺（汗腺、唾腺、皮脂腺等）的遺傳性疾病，會影響胰臟、呼吸系統及汗腺。若父母其中一方患病，孩子就有四分之一的機會得病。腹瀉、脂肪吸收不良、胰臟累積過量的疤痕組織，這些症狀最後常成囊狀纖維化。患有囊狀纖維化的兒童常缺乏維生素A、D、E及K，並且特別容易感染。

患囊狀纖維化的兒童，血液中維生素E的含量偏低。一發現患有囊狀纖維化，就應該立刻改善營養。為了確保消化，每餐應該加入半匙粉狀或液狀的消化酵素。食物以少量的油烹煮或調味，比固體的脂肪更容易吸收。因為維生素A、D、E能經由皮膚吸收，可以每天塗抹在皮膚上。囊狀纖維化惡化的程度，依各種系統受影響的情況而定。

⊙不明原因的疾病

我收到許多絕望父母親的來信，說他們的孩子患了罕見而原因不明的疾病。不論何種疾病或異常，維護健康所需的營養都是一樣的。所有的疾病都會遭受壓力，需要立刻增加所有的營養。愈快改善飲食，復原的機會愈大。「無藥可救」的疾病並不表示沒有方法治療，只是尚未確知。

31 孩子長大了

在兒童成長期間，各種營養的需要量都高。為了供給足夠的必需營養，需要大量的食物。孩子的胃容量很小，因此不能吃任何垃圾食物。健康的父母才能養育出健康的寶寶。我們把孩子每天需要的食物摘錄如下，不只用在小的時候，也應該持續到長大成人。

⊙應該遵守的一般規則

不論年齡，一個人所需要的營養及來源都是一樣的。只要可以接受，每天都應該吃下列食物。

1. 一公升全脂牛奶或羊奶（肥胖的孩子也不例外），最好是安全的生乳，包括優酪乳、奶油、強化牛奶及用作烹調的牛奶。如果同時吃含有脂肪或奶油的食物，如全脂起司，也可以喝脫脂牛奶。

2. 半杯至一杯全脂牛奶製成的不加糖優酪乳，或每杯加入兩匙奶油的強化牛奶，也可以加上冷凍、未經稀釋的柳橙汁及香草。如果不使用優酪乳，每三個月該有一個月每天吃優格或半匙加在牛奶裡的乳酸菌（進入腸中的乳酸菌能存活兩、三個月）。

3.酵母、肝臟或小麥胚芽、全麥麵包及穀類。如果不吃這些食物，應該補充營養劑，提供所有的維生素B，比例應該和健康組織中相同。

4.兩種以上的水果，最好是新鮮的水果，以及一個連同白色內皮一起吃的橘子。點心時吃水果，避免吃加太多糖或罐頭加工的水果。

5.一或兩個蛋。

6.一份以上的天然起司，不要吃加工過的起司。

7.兩份以上的蔬菜，經常吃綠色或黃色蔬菜，尤其是煮熟的綠色蔬菜，最好是新鮮蔬菜，不要冷凍或罐頭。五歲以上孩童要每天吃沙拉。

8.兩份肉類、魚、雞肉、鴨肉，或含兩種以上植物性蛋白質的肉類代用品。

9.將一至三匙的冷壓植物油，用於調味、烹調，或當成沙拉醬，最好混合兩種以上，如玉米油、葵花油、大豆油、花生油或芝麻油，配上兩匙天然堅果或胡桃、花生醬（含油百分之五十）。

10.加碘的食鹽，有粉刺者例外。以海苔作為調味或補充品。

11.最好使用奶油，但不要用人工奶油。一杯冷壓植物油加一磅奶油就可以調製成改良的奶油。

12.偶爾使用少量的蜂蜜、楓糖漿或黑糖。

13.每天一匙以上的鱈魚肝油，直到十二歲為止。供給至少一萬單位維生素A及一千單位天然、無毒的維生素D。如果不能吃油，使用油性鱈魚肝油滴劑（水溶性滴劑中的維生素A不安定，維生素D可能有毒）。十二歲以後可以改吃含一萬單位維生素A及一千單位維生素D的膠囊。必須先吃含有脂肪的食物。將鱈魚肝油放在冰箱內冷藏。每天必須同時吃維生素E。

⊙留意每個孩子的攝取量

健康太重要了，不可以冒險。經常檢討每個孩子飲食中是否供給所有必需的營養，下列所舉可以作為參考：

1. 蛋白質：牛奶、奶油、優格、強化牛奶、酵母、起司、蛋、肉類、魚、雞鴨、豆類、完整穀類、堅果。其他的植物性蛋白質必須每餐吃兩種以上才有作用。經常計算蛋白質的攝取量，與寶寶年齡所需的攝取量作比較。
2. 亞麻仁油酸：除了橄欖油，多數植物油中含量都很豐富。奶油及雞鴨的油脂中也含有一些。
3. 碳水化合物：豆類、穀類、麵包、麥片、水果及蔬菜。
4. 熱量：主要的來源是脂肪及碳水化合物，所有含蛋白質的食物也供給熱量。
5. 主食：水果、蔬菜、全麥麵包及麥片。
6. 維生素A：黃色或綠色的蔬菜、水果（不含硝酸鹽的果乾）；蛋、肝臟、全脂牛奶、奶油、人造奶油、魚肝油等。

7.維生素B：酵母、肝臟、小麥胚芽、全麥麵包及穀類；腸內由優格及乳酸菌繁殖的有益細菌所製造；多數未精製的食物都含有少量。

8.維生素C：水果，以及青椒、甘藍菜、高麗菜、花椰菜等新鮮生食的蔬菜。

9.生物類黃酮：柑橘類水果白色內皮。若有充足的維生素C，則雖有幫助但不必需。

10.維生素D：魚肝油。若空氣清潔，皮膚表面有油脂，則可由夏季陽光中獲得，整個成長期間每天都需要。

11.維生素E：穀物精碾及油脂精煉之後即已流失，可以由營養補充劑中獲得，刺破膠囊直接擠進孩子的嘴裡。每天五十到一百單位，直到十二歲，每天都需要兩百單位以上。

12.維生素K：甘藍菜、花椰菜、菠菜、肝臟；可由腸內有益細菌合成；多吃優格或乳酸菌有助於腸內有益細菌繁殖。

13.鈣：整個成長期間每天都需要一克以上。一百克以上軟酪或瑞士起司；四杯茅屋起司或一公升全脂牛奶、奶油、優格；半匙骨粉、兩匙碳酸鈣、一又三分之二匙乳酸鈣、三匙葡萄糖鈣或三分之二個蛋殼粉；含有鈣與鎂的綜合片劑等。與乳糖、維生素D、脂肪同時攝取，鈣質才能充分吸收；脂肪的需要量尚無定論。

14.鎂：水果及蔬菜，尤其是不用化學肥料、用含鎂豐富的土壤栽培的綠色蔬菜；較大的兒童可以服用鈣鎂綜合片劑。

15.磷：牛奶、蛋、起司、肉類；所有未精製的食物。飲食中每攝取一千五百單位的磷，必須同時有一千單位的鈣及五百單位的鎂。

16.鉀：水果，尤其是柑橘及香蕉、蔬菜；未精製的麵包及穀類。兒童每天應該攝取三千毫克，或與鈉等量。

17.鐵：酵母、肝臟、小麥胚芽、蛋黃、綠色蔬菜、全麥麵包及穀類。食物中的鐵沒有毒性。

18.碘：加碘的鹽、大量用海帶調味或加在蕃茄汁中，幼兒最好每天半匙，較大的兒童每天一匙。

19.微量礦物質：海鮮類、蛋黃、肝臟、酵母、生長於礦物質含量豐富土壤的綠色蔬菜。每天補充不含鐵鹽（具有毒性）的營養劑，或每間隔八小時吃維生素E。

點心與三餐都很重要。點心對兒童特別重要，不要吃精製的食物。

徹底瞭解所有必需營養的來源，以便隨時檢討孩子的營養是否足夠。若無法由食物中獲得足夠的營養，應該使用適當的營養劑。

⊙強化牛奶保險策略

如果父母每天早上為自己調製新鮮的強化牛奶，早餐時喝一到二百毫升以上，孩子更會接受這種生活方式。這種飲料的營養非常豐富，足以維持高血糖，使人整天都保持巔峰狀態。孩子自然會模仿父母。

尚未適應酵母口味的孩子可先喝一小杯，習慣之後也養成早上喝酵母奶的習慣。這種方式足以防止「被忽略」的年紀（大約是孩子兩歲大時）營養不足。此時母親可能再度懷孕或已經有另一個孩子，過於忙碌而精疲力竭。除非父母特別注重營養，否則較大的孩子可能吃白麵包、冷的麥片及其他沒有營養的食物。吃母乳長大的漂亮孩子，若沒有吃酵母或鱈魚肝油，常很快失去健康。五歲以前營養不足，也可能使一個聰明漂亮的孩子變得平庸愚鈍。

在我們的孩子年幼時，早餐通常吃新鮮的果汁或水果、一些蛋白質，如肝臟、蛋或優格、一小杯強化牛奶。等他們稍微長大一點，則吃一般的早餐，或是一大杯強化牛奶。讀高中時，喬治想要多睡一會，而芭芭拉忙著整理儀容及頭髮，他們多半選擇強化牛奶。強化牛奶由蛋、冷凍未稀釋的柳橙汁、各種營養豐富的食物調製而成，每杯約供應三十克的蛋白質，比大多數的食物更營養。孩子們會再吃五百毫克維生素C片劑及維生素A、D、E膠囊，雖然簡單，營養卻很充足。

⊙良好的飲食習慣來自模仿

父母經常抱怨孩子不吃某些有益健康的食物。我相信如果父母以身作則，在孩子們面前不斷吃這些食物，不用勉強，孩子們也一樣會吃得津津有味。一旦他們願意嘗試，可先由少量開始，並且加以鼓勵，然後逐漸增加分量。有些孩子之所以拒絕吃某些食物，是因為品質不佳或煮得不好吃。學習良好的烹飪技巧，是促進健康最重要、容易、有趣而且極有價值的工作。

⊙避免沒有營養的食物

美國有百分之七十的兒童營養不良，一般市售食物中，很多幾乎都沒有營養價值，食品業者為了營利而犧牲孩子們的健康。例如人造的「果汁飲料」為廠商造就鉅額的利潤，其中含有精製的糖、含磷的甘味劑、丙烯甘油、人工色素、人工香料等，只含少量的維生素C及碳酸鈣。

另一個例子是添加太多糖、咖啡因及磷酸的含糖飲料，使無數兒童承受牙痛及蛀牙的痛苦。

明智並且真正關心孩子的母親，不要購買垃圾食物。食品廠商並不注重營養，這個獲利驚人的工業，正以促銷沒有營養價值的食物侵蝕整個美國。

⊙食品添加劑、防腐劑及汙染物

食品中添加劑超過三百種，每一家廠商都「假設」他們所使用的添加劑安全無害，但各種添加劑混合使用的安全性令人擔心。例如有些冰淇淋含二十種以上的食品添加劑，許多吹噓多年所謂「安全」的食品添加劑，用於動物實驗時，卻致癌或造成其他異常，例如食用色素中的黃色、紅色色素及糖精等。

防腐劑的危害驚人。化學肥料中的硝酸鹽會破壞維生素A及E，並轉換為曾經導致嬰兒死亡的亞硝酸鹽。燻魚、醃牛肉、香腸及火腿中都加有硝酸鹽，理由是硝酸鹽可以預防大腸桿菌中毒。但食品藥物管理局說效果不佳，可以用其他成分代替。納布雷斯克大學的馬爾文·格林布雷特及雪梨·菲雪博士（Drs. Melvin Greenblatt and Sidney Mirvish）曾經讓老鼠吃亞硝酸鹽，結果致癌。然而，仍然有人使用硝酸鹽。

單獨使用某種食品添加劑也許無害，但是混合各種防腐劑及化學添加劑則安全堪虞。我們可以買到不含防腐劑的食物，例如不含硝酸鹽的香腸、醃牛肉、午餐肉類，使用前均須冷凍。健康食品店所出售的全麥麵粉及麵包都不加防腐劑，而超級市場中所出售的產品則含有防腐劑。

另一種可能的危險是用來使小公牛及雞增肥的DES（乙烯雌酚），這種女性荷爾蒙作動物試驗時曾經致癌。有些國家禁止美國的牛肉進口，因為其中含有DES。一九五九年，在處理過的雞鴨肝臟及皮膚脂肪發現殘留的DES。食品藥物管理局立法禁止雞鴨使用DES，然而直到一九七二年，動物的飼料中仍然含DES。

其他的汙染源，包括含砷的灰塵及噴霧劑、DDT、鉛及各種殘留的殺蟲劑及除草劑，市售食物大多受到這些汙染。許多作動物實驗時都顯示致癌。這些汙染源溶解在土壤裡，存在這些食物的每個細胞裡，無法清洗乾淨。我們最常聽到的是ＤＤＴ，還有更多毒性更強的殺蟲劑，其年產量由一九六四年四千四百萬美元增加到一九六九年的一百二十億美元，至今仍然在迅速成長。

成長更快的是可怕的除草劑，這是食品藥物管理局科學家試驗過最可怕的物質，在越南已經禁止使用，因為會導致動物及人類的流產、損害染色體、造成先天性畸型及出生時的缺陷。在美國，同樣的除草劑被用在食用的玉米、森林、牧場等地區清除雜草。以懷孕的動物作實驗，幾乎產出的每一個後代都畸形，有些沒有眼睛，有些眼睛異位，鳥類出生時沒有翅膀，或兩隻翅膀長在同一邊、有兩個嘴巴，所有動物肌肉及每一個器官幾乎都受損。美國有些地區的土地已經過於貧瘠，幾乎寸草不生。如果繼續使用除草劑，根據預測，在一九八五年之前，所有土地都會變成不毛之地。世界上有多處大沙漠都曾經綠意盎然。食物及飲水中殘留的除草劑，已經國際防癌協會證實為致癌物質。

幾十年前，兒童不會罹患癌症，現在癌症卻變成兒童主要死亡原因之一。死亡率的增加與精製及加工食物、化學肥料、殺蟲劑、食品添加劑、防腐劑的使用成正比，只有天真的人才相信兩者之間並無關聯。若父母繼續讓孩子吃這些食物，致癌的比率就會持續增加，甚至奪去他們寶貴的生命。

只要大多數人們都拒絕購買垃圾食物，它們很快就會絕跡，我們便可以輕鬆獲得不用化學肥料及農藥的營養食物。

⊙有機生長的食物

不用化學肥料及農藥栽培的食物，稱為有機生長。富有自然礦物質及養分的土壤，才能栽培出好的食物。蕈類在土壤中產生抗生素驅走昆蟲，也會溶解礦物質並輸送到植物的根部以便吸收。土壤的礦物質含量豐富，生長出來的食物非常香甜可口，可以久存不壞。

許多土壤因為經年累月的耕作而變得貧瘠，其中礦物質及腐植土已經消耗殆盡，無法培育出好的食物。同時，幾乎每一個大城市都以廢水汙染河川、湖泊及海洋。這些垃圾若經過適當的處理，可以成為貧瘠土壤所需的腐植質，所以應該在各城市興建廢水處理廠，讓腐植質回歸土壤。如果能夠增加農地中的礦物質及腐植質，就能大為改善人們的健康。

多年以來，食品業者以大量泛濫的廣告，讓我們誤以為自己多麼健康，人們卻因為精製的食物而大量死於癌症及心臟疾病。食品業者攻擊呼籲自然食物的人，說他們不合時宜，並且用鉅額的贊助經費操縱大學院校裡的研究工作者，甚至要求公立圖書館抵制一些「不宜推薦」的書籍，除了我的書，還包括卡頓・法德烈克（Dr. Carlton Fredericks）及羅傑・威廉博士（Dr. Roger J. Williams）等可能影響產品銷售量的書，甚至包括建議使用完整穀類的食譜。化學肥料、殺蟲劑及除草劑的廠商則抵制無毒的產品，並且嘲諷有機園藝的活動。他們的廣告讓人們深信，不用那些化學肥料及除草劑，大家都會餓死。

土壤可以重整，含有豐富腐植質及礦物質的土壤才能生長出更好的食物。全世界最好的農地，例如法國，經過幾世的耕種都沒有使用化學品。幾所大學農業系的人們告訴我，因為食品業者控制研究的經費，導致他們無法調查不使用化學肥料及農業所栽培的食物的價值。

⊙自己生產食物

有許多年輕夫妻已經實現這個理想。他們買了一小片菜園，養雞、牛或羊，自己種植蔬菜及水果。菜園不必很大，圍一堵直徑六呎的籬笆，裡面放置動物糞便、剪下來的雜草、葉子或任何容易腐爛的東西，就可以種四顆番茄、一顆黃瓜、夏季南瓜或一、兩顆青椒。如果菜園太小或土壤太硬無法犂地，可以鋪一些腐爛的乾草、葉子或其他有機物質，加上厚厚的舊報紙以保持濕潤，蚯蚓很快就會幫你耕地，使土壤變得鬆軟容易種植。如果你的菜園長滿了毒藤或雜草，蓋上濕報紙，昆蟲會幫你整地，而且把不需要的雜草都吃乾淨。若想深入了解，你可以訂閱有機園藝的雜誌及相關書籍。

如果空間有限，也可以在圍牆或籬笆旁邊種一排低矮果樹，我們家在市區，空間很小，但是有一個八呎寬二十四呎長的小菜園，種植相當多的美味蔬菜。

在土壤重建之前，可以先用天然除蟲菊製成的殺蟲劑控制昆蟲。蛇及蛞蝓則用除蟲菊顆粒，除蟲菊顆粒無毒且可以黏在牠們身體表面（想要洗掉這些刺激的東西，會使牠們脫水而死）。

無法自行栽培食物的人，應該儘量尋找最好的食物來源，並且依個人需要適度補充營養劑。

⊙你的貢獻

雖然前途並不樂觀，貪婪的食品業者已經毀了無數健康的人們及土地。但我們應該同心協力，留給孩子們美好的家園。雖然不當的農作方式及過量精製、加工食品泛濫，父母們仍然應該排除萬難，養育傑出而漂亮的孩子。

這些健康出色的孩子們進入社會後會占有一席之地，他們挺直的軀幹、發育良好的骨骼、美好的外貌、矯健靈活的身手、敏銳的頭腦，都是父母最大的驕傲。奉獻自己，將你的孩子造就成社會國家需要的傑出人才吧。

結語

雖然營養科學實驗及臨床研究對人類的健康非常重要，卻仍然停留在起步階段。許多相關的生物科學知識迅速累積，卻難將各種研究的結果整理出實用的營養知識，獲得專業營養學家的認同。

雖然營養仍然沒有定論，但可以預期的是，各類的研究及努力，可以為人們帶來很大的福祉。

聰明而學有專長的科學家們，都在自己的研究崗位上競競業業。例如舉世敬重的美國德州大學羅傑・威廉博士（Roger J. Williams, Ph. D.），他發現並合成泛酸。他認為每一個人都是獨特的生物體，都有複雜的人類生化系統，因此所需的營養因人而異。

雖然如此，許多營養資訊仍然有很好的參考價值。盡信書不如無書，應該多請教經驗豐富的營養專家（醫師、臨床營養師及食療師）。

前途樂觀。這是一個重視營養的新紀元。政府、美國醫療協會及醫學院，都已經瞭解到營養對於健康的重要性，並且開始著手進行具體的計畫與措施。

祝各位營養充足，身體健康。

馬歇爾・曼德爾　橋港大學營養系教授

Marshall Mandell ,M. D.

附錄 I

重量與容積單位

重量單位（公制）　　　　重重單位（常衡）

微克（ug）	1 盎司＝ 28.35 克
1 毫克（mg）＝ 1,000 微克	4 盎司＝ 1/4 磅＝ 113.4 克
1 克（g）＝ 1,000 毫克	1 磅＝ 16 盎司＝ 0.4536 公斤
＝ 0.0353 盎司	
100 克＝ 100,000 毫克＝ 3.5 盎司	
1 公斤＝ 1,000 公克＝ 2,204 磅	

容積單位：

毫升（ml）	1 品脫＝ 474 毫升
1 公升＝ 1,000 毫升	1 公升＝ 2 品脫＝ 958 毫升
2.5 公升＝ 2,500 毫升	1 加侖＝ 8 品脫＝ 3.785 公升
5 公升＝ 5,000 毫升	

茶匙、湯匙、杯所代表的容量：

1/8 杯＝ 30 毫升	1/8 茶匙＝ 0.6 毫升
1/4 杯＝ 60 毫升	1/4 茶匙＝ 1.2 毫升
1/3 杯＝ 80 毫升	1/2 茶匙＝ 2.5 毫升
1/2 杯＝ 125 毫升	1 茶匙＝ 5.0 毫升
1 杯＝ 250 毫升	1/2 湯匙＝ 7.5 毫升
	1 湯匙＝ 15 毫升

附錄 II

每日飲食各種營養素供給量（RDA）

	年齡範圍	體重		身高		熱能	蛋白質	脂溶性維生素		
								維生素A	維生素D	維生素E
	歲	公斤	磅	公分	吋	卡路里	毫克	國際單位		
嬰兒	0.0-0.5	6	14	60	24	kg. x117	kg. x2.2	1400	400	4
	0.5-1.0	9	20	71	28	kg. x108	kg. x2.0	2000	400	5
兒童	1-3	13	28	86	34	1300	23	2000	400	7
	4-6	20	44	110	44	1800	30	2500	400	9
	7-10	30	66	135	54	2400	36	3300	400	10
成人（男）	11-14	44	97	158	63	2800	44	5000	400	12
	15-18	61	134	172	69	3000	54	5000	400	15
	19-22	67	147	172	69	3000	54	5000	400	15
	23-50	70	154	172	69	2700	56	5000		15
	51 ＋	70	154	172	69	2400	56	5000		15
成人（女）	11-14	44	97	155	62	2400	44	4000	400	12
	15-18	54	119	162	65	2100	48	4000	400	12
	19-22	58	128	162	65	2100	46	4000	400	12
	23-50	58	128	162	65	2000	46	4000		12
	51＋	58	128	162	65	1800	46	4000		12
懷孕期間						＋ 300	＋ 30	5000	400	15
授乳期間						＋ 500	＋ 20	6000	400	15

〔續附錄 II〕 **每日飲食各種營養素供給量（RDA）**

	水溶性維生素						礦物質					
	維生素C	葉酸	菸鹼酸	核黃素	維生素B1	維生素B12	鈣質	磷	碘	鐵質	鎂	鋅
	毫克	微克	毫克			微克	毫克		微克	毫克		
嬰兒	35	50	5	0.4	0.3	0.3	360	240	35	10	60	3
	35	50	8	0.6	0.5	0.3	540	400	45	15	70	5
兒童	40	100	9	0.8	0.7	1.0	800	800	60	15	150	10
	40	200	12	1.1	0.9	1.5	800	800	80	10	200	10
	40	300	16	1.2	1.2	2.0	800	800	110	10	250	10
成人（男）	45	400	18	1.5	1.4	3.0	1200	1200	130	18	350	15
	45	400	20	1.8	1.5	3.0	1200	1200	150	18	400	15
	45	400	20	1.8	1.5	3.0	800	800	140	10	350	15
	45	400	18	1.5	1.4	3.0	800	800	130	10	350	15
	45	400	16	1.5	1.2	3.0	800	800	110	10	350	15
成人（女）	45	400	16	1.3	1.2	3.0	1200	1200	115	18	300	15
	45	400	14	1.4	1.1	3.0	1200	1200	115	18	300	15
	45	400	14	1.4	1.1	3.0	800	800	100	18	300	15
	45	400	13	1.2	1.0	3.0	800	800	100	18	300	15
	45	400	12	1.1	＋1.0	3.0	800	800	80	10	300	15
懷孕期間	60	800	＋2	＋0.3	＋0.3	4.0	1200	1200	125	18＋	450	20
授乳期間	80	600	＋4	＋0.5	＋0.3	4.0	1200	1200	150	18	450	25

國家圖書館出版品預行編目（CIP）資料

孕婦與嬰兒營養聖典／安德爾．戴維絲（Adelle
Davis）著；王明華譯.
-- 初版. -- 新北市：世潮出版, 民 84
面；　公分. --（營養與健康；10）

ISBN 957-529-321-5（平裝）

1.營養　2.健康法　3.育兒

411.3　　82001759

營養與健康 10

孕婦與嬰兒營養聖典

作　　者／安德爾．戴維絲（Adelle Davis）
譯　　者／王明華
主　　編／楊鈺儀
封面設計／陳麗真
出 版 者／世潮出版有限公司
地　　址／（231）新北市新店區民生路 19 號 5 樓
電　　話／（02）2218-3277
傳　　真／（02）2218-3239（訂書專線）
劃撥帳號／17528093
戶　　名／世潮出版有限公司
單次郵購總金額未滿 500 元（含），請加 60 元掛號費
酷 書 網／www.coolbooks.com.tw
製　　版／辰皓國際出版製作有限公司
印　　刷／祥新彩色印刷公司
修訂初版一刷／2021 年 3 月
I S B N／957-529-321-5
定　　價／200 元